JN017059

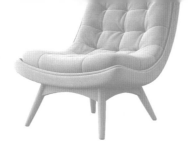
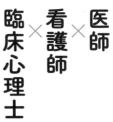
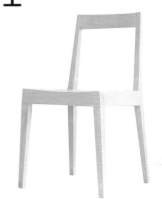
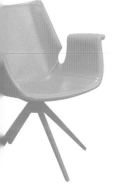

医師×看護師×臨床心理士

緩和医療コミュニケーション相談室

西 智弘
川崎市立井田病院腫瘍内科部長
一般社団法人プラスケア代表理事

武見綾子
川崎市立井田病院看護部
がん看護専門看護師

福島沙紀
一般社団法人プラスケア
臨床心理士・公認心理師

中外医学社

はじめに

　「今日も患者さんから『死にたい』って言われちゃった……。こんなとき、看護師として何て声をかけるのが正解なんだろう」

　「患者さんは『早く自宅に帰りたい』って言っているけど、先生とか家族は『もっと元気になってからじゃないとダメ』って言う……。患者さんの言うこともわかるけど、先生方の言い分もわかるし……」

　病棟で働く医師や看護師の皆さんは、日々多くの「難題」に向き合っていることと思います。

　特に、がんや心不全、呼吸器疾患が進行し、余命が限られてきている状況では「命を長らえさせることよりも優先すべきことがあるのではないか？」という思いと、「でも医療者として患者の生命と安全を最優先すべき」との葛藤に揺れることも多いでしょう。

　では、そこに唯一の「正解」があるのか？　となると、実際にはそのようなものはない、という場合も多いのです。

　あなたの働いている病棟に、緩和ケアの経験が深い同僚がいれば相談できるかもしれません。しかし、実際には身近にいる医療者も悩み、迷いながら「とりあえずの答え」を出して前へ進み、そしてその患者さんや家族が病棟からいなくなった後も「あのとき私たちが行ったことは本当に正しかったのだろうか」と、ふとしたときに思い出すのではないでしょうか。

　今回、そのような「緩和ケアを実践する際にぶつかる、答えの出ないモヤモヤした悩み」について、緩和ケアを専門とする医師・がん看護専門看護師・臨床心理士の３名が一緒に考えました。2022年2月〜3月に、全国から募集したお悩み、そこから10個を取り上げています。僕たちが唯一の「答え」を持っているわけではありませんが、専門家が「悩むプロセス」と「答えにたどり着こうとするプロセス」を共有できることで、似たような悩みを抱えていた方々にとっても何らかのヒントになることを期待しています。

特に、この本で意識したのは「構造化」です。皆さんは、コミュニケーションや人間関係の構築は、その個々人の性格やセンスによって大きく左右されると考えていませんか。その結果、患者さんや同僚とのコミュニケーションがうまくいかない、とか職場の人間関係がギスギスする、となっても「私にはどうすることもできない……」と諦めてしまっていないでしょうか。しかし実際には、その対人関係をすべて「構造化」して図示することができれば、そしてその図の一部分を再構築して、人間関係の滞りを解消することができれば、実際に解決に結びつくケースが多々あったりします。もちろん、すべてのケースを構造化さえすれば、何でもかんでもうまくいくということはありません。中には、どうしようもないケースも存在します。しかしそれでも、現在「目の前で起こっていること」を構造で捉えることができさえすれば、「いまはどうしようもないけど、構造は把握できている」という自信の下で「経過を慎重に見守る」という判断もくだしやすくなるのです。

　ぜひ皆さんには、この本で僕たち3人が、どのように問題を「構造化」し、それを「扱いやすくしようと努力しているのか」を学んでいただくことを期待します。最初のうちは人間関係やコミュニケーションを構造で捉えることは難しくても、それを意識して職場だけではなく友人や家庭、さらには社会全体を眺めることによって、徐々に全体の構造が見えるようになってきます。この本から、ぜひその一歩を踏み出してほしいと願っています。

　　　2023年11月

　　　　　　　　　　　　　　　　　　　　　　　　　西　　智　弘

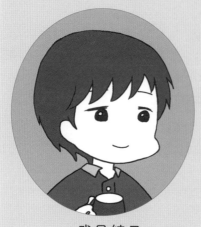

西　智弘

川崎市立井田病院腫瘍内科部長
一般社団法人プラスケア代表理事

川崎市で緩和ケアに取り組む
医師。まちなかで暮らしの保
健室の運営もしている。喜怒
哀楽がわかりにくい。

武見綾子

川崎市立井田病院看護部
がん看護専門看護師/副看護部長

がん看護、緩和ケアに惹かれ、
患者さんに向き合ってきた。
現在は看護管理を学びながら、
日々看護をいかに言語化する
か模索中。

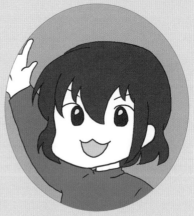

福島沙紀

一般社団法人プラスケア
臨床心理士・公認心理師

学生の頃からグリーフケアに
携わり、精神科やがん医療・
緩和ケアに従事していた。現
在は暮らしの保健室で地域の
人と共に過ごす。

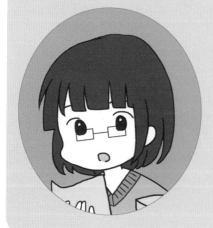

[イラスト作成: 福島　沙紀]

1 患者の在宅死の希望を叶えられず後悔する訪問看護師

今回のご相談

（30歳代看護師）

訪問看護師です。緩和ケア領域では医師による対応の差が大きく、モヤモヤすることがあります。

例えば、ある60歳代の終末期がん患者さんがイレウスにより経口摂取困難となりました。往診医からアセトアミノフェン坐薬を処方されていましたが体動時の痛みが強く自分で使用できる状況ではなかったのです。本人は独居で身寄りもありませんでしたが最後まで自宅で過ごしたいという希望がありました。看護師としては疼痛コントロールに緊急性があるとみて、医師へ往診と処方等の対応を依頼しましたが、「今日はもう患者がいっぱいだから、明日の定期往診で診察しますね」と返答されたのです。結果、その夜に痛みが我慢できずパニック状態となり「入院でもいいからどうにかしてくれ」ということで救急搬送となり、1週間後に病院で逝去されました。本人の「最期まで自宅で」という意思決定を、意識清明時に確認できていたにもかかわらず、叶えてあげられませんでした。ずっとわたしの心の中に大きな後悔として残っています。どうしてあげればよかったのでしょうか。

2種類の後悔

西

みなさんいかがでしょうか。

福島

これはたしかに、後悔として残りそうな事例ですよね。どうしてあげればよかったんでしょうかね。

武見

その後悔の中身の問題じゃないかな……と思うのですよね。一生懸命看護してて、患者さんの意思も確認してて。それで、意思を叶えてあげられなかったっていうことの後悔もあると思うんだけど、医師に対して「明日じゃダメなんです！」ってもう一押ししなかった後悔も絡んでるのかなと。

なるほど、そっちの後悔もあるのかもしれないですね。

一言で「後悔」っていっても色んな要素が入っていると思う。

私、前者の方の後悔でしかこの質問から読み取ってなかったです。後者の問題もどっか引っかかってるわけですね。

自分だったら引っかかりますね。患者さんは家で過ごしたいって言っていて、「往診は今日じゃなきゃダメなんだ」っていうことを、もう一押しやれた可能性があるかもって。
　患者さんの痛みが強くなるか、その先の予測がつくかどうかっていうところもあるとは思うんだけど、もしパニックになって、救急搬送される可能性があるということも予測が立てられていたとすると……。

そこがね。

もし予測が立てられていたなら、痛みが強まる可能性があるなって思っていたわけだから。そこで「今じゃなきゃダメだ」って医師に対して押せていれば、どっちにしても後悔をすることになっても、その程度は軽かったかもしれない。もうワンプッシュしても、やっぱり往診は断られて、結果は変わらなかったとしても、自分が本当に最善尽くしたっていう気持ちが持てれば、ちょっと違った後悔の形もあったんじゃないかって。

なるほど。

JCOPY 498-05738

当初の希望と違っても、決断は患者さんの意志

 全部叶えられるかっていうと、絶対叶えられないこともあるじゃない。家で死にたいって患者さんが言っていたとしても、状況によって無理になってしまうっていうことはある。でも、それが100％ダメかっていうとそうではないと思うんだよね。だって、私たちが勝手に病院に運んだわけじゃなくて、本当にその時は患者さんが辛くて苦しくて、救急病院でもいいって思ったわけだから。

 そうですよね。

 患者さんも「今辛い！何とかしてくれ！病院でいい！」ってその時は自分で決めたはずだから、私はそれもありかなって。

 私さっき、「最後まで自宅でという希望を叶えられなかった」という後悔しか気づかなかったと言ったけど、じゃあ、入院した後の患者さんの気持ちってどうだったんだろうって思ったんです。もう一押しするかしないかを迷ったこの時にはまだやっぱり家で最期を迎えたいって思いがあったけど、入院してその後、例えば痛みが和らいだとか看護師さんたちがすごい優しくしてくれたからやっぱり家よりもよかったんじゃないかって変わっていたのかもしれない。でも、訪問看護師の立場で「その後」がわからないから、後悔も深くなってしまうのかな、と。

 入院した病院の看護師とかに、その最期の1週間を患者さんがどんな風に過ごしたか確認できたらいいのにね。

 ちょっと話が違うかもしれないですけど、ご臨終に間に合わなかったご家族がよく仰るのが、看護師さんに「でも最期はすごい静かに逝きました」とか「安らかな顔で逝かれましたよ」って聞けたことで、すごく安心したっていうことなんです。この看護師さんも、患者さんが最期どんな様子で逝ったのかっていうのがわからないからモヤモヤしてしまうんじゃないかな。でも本来は、訪問看護師と入院先の病院とが連携を取るのがよいのではないでしょうか？

 訪問診療を受けていた患者さんが病院で亡くなった時には、病院の担当医から往診医に連絡を取ることが多いですよね。だけど看護師間ではそういう習慣はないのよね……。

 そう！それはねぇ、モヤモヤするんですよ！

 そうだよね。失礼だよね！それが、訪問看護師がこういったモヤモヤを抱える原因の一因としてあるかもね。病院から、この人の最期はこうだったんですよっていうような報告はほとんどないもの。

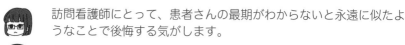 訪問看護師にとって、患者さんの最期がわからないと永遠に似たようなことで後悔する気がします。

たしかにね。

もし、この患者さんが入院して幸せに過ごしていたとしたら……。

よかったって思うよね。

後悔自体は絶対にすると思うんです。でも、その後悔の質を変えることができたかもしれないですよね。そういった患者さんの最期のことが聞ける環境を作れたらいいなと思うんですけどね。

たしかに。意識が鮮明な時の「最期まで自宅で」という希望と、症状が出てきて苦痛が生じた時の希望って変わるじゃないですか。だからこの患者さんの結末は、それはそれで私の中ではアリかなって思っているんです。

私もアリだと思いますよ。

自分自身の後悔に答える：責める気持ちが自身を苦しめる

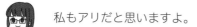

後悔の質を変える、って話が出ましたけど、それって「意味付けの仕方」の問題なのかなぁ。

そうです、そうです。だから患者さんに対してじゃなくて、この看護師さん自身の後悔に答えてあげてほしいなと思うんです。患者さんに対してどうすればいいんだろうってなると、もう永遠に答えは出ないから。それこそケースバイケースだし。

そうだよね。この質問者さんが「どうしてあげれば」って言うんだったら、もう私はこれでよかったんじゃないかなって答えます。

私もです。患者さんが、夜中に痛みで我慢できずにパニック状態になってもちゃんと訪問看護師さんが来てくれて入院手続をしてくれて、すぐに繋げられているわけだからいいんじゃないかなって思っちゃいますけどね。

あと、もう一つの「後悔」の要素としては、「あの時医者が往診してくれればよかったのに！」って、ちょっと恨み節も入ってるような気がするんですよ。

JCOPY 498-05738

うん、そうだと思います。

 「私は頼んだのに、医者が行かなかったから」っていう思いもね、若干感じるよね。

 それに乗っかると、ちょっと自分を認めてほしいのかなって意味合いにもなっちゃいますよね。

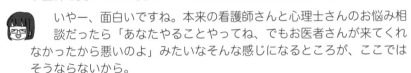 そうそう！この相談者さんは、自分がもっとやってあげられることがあったんじゃないかって言いつつも、本人は気づいてないかもしれないけど裏の気持ちでは医者を責めているっていう辛い状態になっているかもしれない。もしそうだったなら、それは救急車を呼んで入院を選んだ患者さんにも失礼な気がするな。「私はちゃんとやったのに。あの時医師が行ってくれていればなんとかなったかもしれないのに」っていう医師を責めている裏のアピールがあるように嗅ぎ取れちゃう。

 いやー、面白いですね。本来の看護師さんと心理士さんのお悩み相談だったら「あなたやることやってね、でもお医者さんが来てくれなかったから悪いのよ」みたいなそんな感じになるところが、ここではそうならないから。

 後悔はわかるの。でも、私はやっぱり、自分ならもう一押しできなかった後悔をまずすると思うんですよ。それで、もし言えてたら後悔は半減すると思ったの。それに加えて、福島さんが言ったみたいに最期の1週間の状況がわかったらさらに後悔は少なくなるかもしれない。でも最終的に、「医師を責めてる」っていう段階で、そこのモヤモヤは消えないんだろうなって思うのよね。「なんで来てくれなかったんだよ」って思うことでこの看護師は自分を辛くさせてるって思うんだよね。

 縛られてますよね。きっとこの時に往診が来てくれればって。

 全部が全部思う通りにはいかないわけだから、この時はやむを得なかったと思わないと。その時の最善を尽くしてやっていくしかない部分もあるでしょ？　そう考えると、責めてるっていう心情になるのが辛いなって思っちゃうの。

そういう看護師さん多いですよね？

多いよ。

医者が行ってくれないから、お薬出してくれないからって、自分は医者のお手伝いさんじゃないって言いながらも、その医者がしてく

れないっていうところに縛られて、結局患者さんに何もしてあげられなくて後悔……みたいなことはよく聞く話です。それって看護師さんの立場からどうすればいいのかなって思うんですよ。この質問も特にお薬の話でしょう。たぶん、そこにモヤッとしてるんじゃないですか？

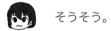 そうそう。

たぶん武見さんだったら、そこで医師を責めるのではなく看護師としてどのような看護ができるのかって視点を変えるような気がするんです。

うーんただね、現場の「いやー、医者が行ってくれればね」っていうのはよくわかるし、よくあることなのよ。だけど自分なら、「なんで明日じゃダメなんだ」っていうことを言えなかったかな、その時にもうちょっと医師に伝えられていたらなって考える。でも、それを伝えたうえでやっぱりダメなんだってなったなら、もうそれは仕方ないかって。それを言うことで、もしかしたら行ってくれた可能性もあるしね。だからやっぱり、患者さんの意思を確認していた看護師が、きちんとそれを医師に伝わるように言えるかどうかっていうことがポイントだよね。

看護師は「家族のように」なりやすい

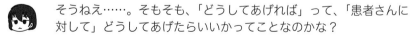

そろそろ結論に行きたいのですが、この質問の最後の「どうしてあげればよかったのでしょうか」に対する答えとしては「もうワンプッシュしてみる」になるんですか？

そうねえ……。そもそも、「どうしてあげれば」って、「患者さんに対して」どうしてあげたらいいかってことなのかな？

それがわからないんです。日本語特有ですけど、目的語が書いてないんです。

普通だったら、「患者さんに対して、どうしてあげればよかったんでしょうか」って意味だと思うけど。でも、冒頭部分を読むと、「医師に対してどうすればよかったんでしょうか」っていう風にも読みとれるし、あとは「自分のこの後悔に対してどうしてあげればいいんだろうか、自分の中でどうやって処理をしていけばいいんだろうか」って3つの意味合いが含まれてるよね。それぞれに答えるんだったらまず、患者さんに対しては、もうどうしてあげようもなかったんじゃないかな、と。これが患者さんが自分で選んだことだと思えば、患者さんは意思決定をその時その時でしていると考えると、患者さんはこれでいいんじゃないか

JCOPY 498-05738

なって。

 私もそう思っています。

 最期は自宅でって言ってたのに！っていうのをあまりにも看護師が
こだわりすぎると逆に患者さん苦しめるかなって思うよね。辛い時
は病院に行きたいもん、普通は。

 そうですね。

 「こんな病院いらねぇんだ！」って言って大暴れして帰っていった人
がまた来るんだから。辛くなったら絶対頼るわけだから。だからね、
苦痛があっても本人が家にいたがっていたから……っていうのは看護師
側の思い込みかもしれなくて、それも患者さんを苦しめると思うから、
ある意味この患者さんはラッキーかなって。辛い時は病院に行けたって
いうところでよしとする。

 そうですね。

 医者に対してはもうワンプッシュできたかどうか、を振り返ってみ
る。あと自分に、患者さんの先を読めるアセスメント能力と、その
内容と患者さんの気持ちを合わせて伝えられるコミュニケーション能力
がきちんとあるかどうかということも、もう一度内省してみたらよいか
もね。あとは、他の人にも相談できたかどうか。訪問看護事業所の所長
とか、上の人にちょっと相談して、むしろそっちからアプローチしても
らうというのもアリかもしれないですよね。1人で全部抱え込む必要は
ないんだから、他の人の力を借りる。上の人はもしかしたら先生ともう
少し話が通じていたりとか、コミュニケーションがうまく取れるという
こともありうるんだから、もしかしたら状況は変わっていたかもしれな
い。そして3つ目の「自分に対してどうすればいいか」は、自分の中に
患者さんの「像」を作り上げてしまっていないかを見直すということか
な。自分が聞いた時点の患者さんの意志がすべてじゃないんだよね。最
期の1週間は病院で看護師が色々ケアをしてくれてむしろ安楽になって
亡くなった可能性だってあるわけですよ。そうすると、その「患者さん
像」から来る思い込みがむしろ自分を苦しめてるから、そこから自由に
なったらどうだろう。

 どうやったら思い込みから自由になれるんですか？

 色んな視点から俯瞰的に見られるように訓練できるとよいのだけ
ど……。例えば「医師の立場はどうだったんだろう」とか、「患者さ

んは本当はどう思ってたんだろう」って。看護師はそれがちょっと苦手
な人が多いかもしれないのだけど。

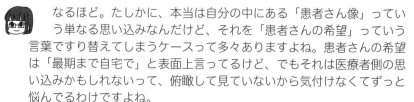

なるほど。たしかに、本当は自分の中にある「患者さん像」ってい
う単なる思い込みなんだけど、それを「患者さんの希望」っていう
言葉ですり替えてしまうケースって多々ありますよね。患者さんの希望
は「最期まで自宅で」と表面上言ってるけど、でもそれは医療者側の思
い込みかもしれないって、俯瞰して見ていないから気付けなくてずっと
悩んでるわけですよね。

患者さんの最期は自宅でという希望も、苦痛がない時はそういう風
に言っていたかもしれないけど、いざ苦痛が起きたらやっぱり変化
していくよなぁって思う。患者さんが1回言ったことがすべてじゃない
わけだから、それをなにがなんでもやらなきゃいけない、叶えなきゃい
けないっていうんじゃなくて、もうちょっと柔軟な感じになれるといい
かもね。
看護師を見てると本当大変そうなんでね。やっぱり看護師はすごく正義
感が強い人が多くて、その分より苦しいんだろうなって。

逆に、一生懸命すぎる場面とかありますものね。

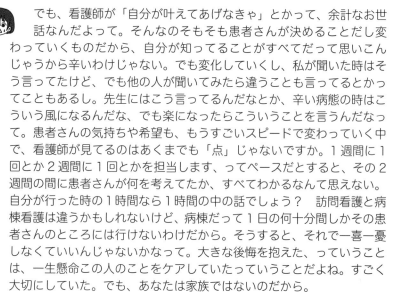

でも、看護師が「自分が叶えてあげなきゃ」とかって、余計なお世
話なんだよって。そんなのそもそも患者さんが決めることだし変
わっていくものだから、自分が知ってることがすべてだって思いこん
じゃうから辛いわけじゃない。でも変化していくし、私が聞いた時はそ
う言ってたけど、でも他の人が聞いてみたら違うことも言ってるとかっ
てこともあるし。先生にはこう言ってるんだなとか、辛い病態の時はこ
ういう風になるんだな、でも楽になったらこういうことを言うんだなって
って。患者さんの気持ちや希望も、もうすごいスピードで変わっていく中
で、看護師が見てるのはあくまでも「点」じゃないですか。1週間に1
回とか2週間に1回とかを担当します、ってペースだとすると、その2
週間の間に患者さんが何を考えてたか、すべてわかるなんて思えない。
自分が行った時の1時間なら1時間の中の話でしょう？　訪問看護と病
棟看護は違うかもしれないけど、病棟だって1日の何十分間しかその患
者さんのところには行けないわけだから。そうすると、それで一喜一憂
しなくていいんじゃないかなって。大きな後悔を抱えた、っていうこと
は、一生懸命この人のことをケアしていたっていうことだよね。すごく
大切にしていた。でも、あなたは家族ではないのだから。

こらこら。

JCOPY 498-05738

一般論として、看護師って患者さんに対して「まるで家族のような」感覚を持ちやすいと思う。一生懸命やればやるほどそうなる。でも患者さんは一個の人格だし、自分たちも一個の人格だからね。でも、思い入れが強くなっていく中で、なんだか家族のような感覚になってね。自分が思ってることが患者さんの意思だ！みたいな感じにちょっとすり替わっちゃうっていうかね。

この相談者さんも、患者さんが独居で身寄りもいないから、「自分が何とかしないと」と、家族の一員みたいな感覚に知らず知らず陥っていたのかもしれないですね。

たぶん大切にケアされていて、患者さんからもすごく頼られていたと思うの。だからより近づいていってしまってね。最期は自宅でっていう意思を聞いてたからというよりは、これまでの関係性を深めてたからこそ後悔がより強いのかなって思うし、やっぱり亡くなってしまったっていう悲しさみたいなものもあるのかな。その後悔はなんなのかなっていうのを、自分で振りかえられるといいね。

今の話を聞いて心理士として答えるなら、「誰にどうしてあげればよかったのでしょうか」が、本当は「誰に対して」「どれに対して」なのかっていうのを、一旦ちょっと自分で整理した方がいいのかなと思います。武見さんが、「患者さんに対して」「医師に対して」「自分自身に対して」と3点言ってくれましたよね。私も最初はその3点が重要なのかなと思ったんですけど、その後に武見さんは「関係性」という言葉を使われた。もうワンプッシュすればよかったのかなっていう医師と自分との関係性とか、自分と患者さんがすごく親しくなって、亡くなったことがすごいショックなくらい大事な患者さんだったんだとか、その患者さんとの関係性とかをちょっと整理してみたらいいのかなって思いました。最期まで自宅で過ごすという願いを叶えてあげられなかったという1点に全部集約しようとしてしまっているけど、今みたいに要素を分解して、整理したらいいのかなと思いました。

たしかにそうですよね。医師が何となく悪いみたいになっちゃうと余計辛いから、別に誰かを責めるような話じゃなくてね。でも後悔してるというのは事実だから、その後悔の正体をちょっと自分で考えて整理できるといいですね。

訪問看護師から病院看護師に情報提供を求める手段は？

病院に入院した後に訪問看護師から病院看護師に「この1週間どう過ごされていたんですか」みたいなことを聞く手段はあるんです

か？　医者だったら、「診療情報提供書ください」と言って、求めること
ができるけれど、看護師が外部に対してサマリー以外に書くことってあ
んまりないじゃないですか。

 病棟に直接っていうよりは地域連携室（病院によっては患者サポー
トセンターなど）に病院外の仕事を扱っている人たちがいるから、
もし訪問看護師から問い合わせがあれば、その人たちから病棟に連絡が
くるようになってはいます。例えば、「○○さんの最期の一週間どうだっ
たのか、訪問看護の人から様子を聞かせてほしいと連絡が入っていま
す」というのは、私たち病棟看護師のところには届きます。突然病棟に
電話をかけてこられても個人情報だから教えられないけど、地域連携室
を通して正式ルートで問い合わせしてくれれば、「じゃあ亡くなった患
者さんのサマリーを提出しましょう」とかもできると思う。ただ、そう
いった取り組みは全国的にほとんどされていないのでは。

 そのしくみがないことも訪問看護師さんの苦しみですよね。

 病院で亡くなったらもうそのままですよ。訪問していた医者へは連
絡が入ることもあるから、訪問看護師に話がいくとしたらその医者
から。病院からは訪問看護師へ直接は連絡しないはずですよ。

 それじゃあ、訪問でそれだけ頑張ったのに報われないじゃないです
か。

 でも病院看護師だって、患者さんが退院した後のことはわからない
んですよ。例えば、緊急性があって他院のホスピスに送った患者さ
んがいたけど、その後の様子はわからなくて、私から主治医に「あの人
どうなりましたか」って聞いてやっと、ホスピスに行ってから数日で亡
くなったことがわかった、っていうことがあったりします。看護師同士
では情報共有もなければ、病院同士でもないのが普通。

 ただまあ、医師からの報告でも「どのように亡くなられたか」を文
章で報告してもらえることは滅多にないよ。「○月△日にこういう
治療を行いました。ただその甲斐なく□月◇日にご逝去されました。あ
りがとうございました」ぐらいかな。

 そうですよね。

 患者さん本人がどう考えてどういう風に過ごしてこういう最期を迎
えました……みたいなストーリーでは書かないからね。

 でも看護師にとってはそこが大切なわけじゃない？　どんな１週間
だったんだろう、苦痛は取れたのだろうか、家族と過ごしたいと

JCOPY 498-05738

言っていたけど、1人でどうやって過ごしていたのだろうか……というところを知りたいと思うから。やっぱり直接、地域連携室に連絡してもらって、こんな感じでしたっていうのを口頭で伝えてもらうというのが一番確実かなって思う。何月何日に亡くなりましたって言われても、そんなの別にいいよって看護師はなると思うんですよ。どうだったのか医師に聞いても、医師は「何月何日に亡くなったんだよ」っていう感じでしょ？　そこじゃないんだよ！って。亡くなったプロセスを知りたいと思うし、それを知ることで少し後悔が和らぐ可能性はありますよね。

 本当にそうですよね。それが看護師間で共有できるシステムを、これからは整えていく必要がありそうですね。

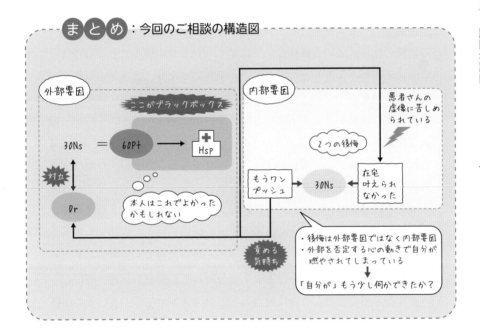

まとめ：今回のご相談の構造図

外部要因

ここがブラックボックス

30Ns ＝ 60Pt → ＋ HsP

対立

Dr

本人はこれでよかったかもしれない

内部要因

患者さんの虚像に苦しめられている

2つの後悔

もうワンプッシュ → 30Ns ← 在宅叶えられなかった

責める気持ち

・後悔は外部要因ではなく内部要因
・外部を否定する心の動きで自分が燃やされてしまっている

「自分が」もう少し何かできたか？

　人は「悩み」とか「苦しみ」があるとき、それを「ひとつのもの」として感じ、訴えることがほとんどです。それは患者さんに限らず、医療者も、またそれ以外の方も。

　緩和ケアの研修会などで、「全人的苦痛」という言葉を習った方は多いでしょう。緩和ケアの現場で、患者さんが体験する苦痛を「身体的苦痛」、「精神的苦痛」、「社会的苦痛」、「スピリチュアルな苦痛」と分類し、その4つを総称して「全人的苦痛」と呼ぶ……といった感じで理解されている方が多いでしょうか。しかし、この「全人的苦痛」とは、これら4つの苦痛の総称、という意味合いではなく「ひとつの痛み」としての性格が強いと理解してもらった方がよいのです。つまり、患者さんは自らの苦痛の体験を、「ひとつ」として捉えており、その訴えの中には先に述べた4種類の苦痛がさまざまな割合であふれ出てくる……というのが一般的な臨床です。私たちは、その「ひとつの苦痛」を理解するために、4種類の苦痛に分類して解釈していこうと考えるわけですが、実際に出会う苦痛とは「身体的苦痛だけ」とか「精神的苦痛だけ」ということはなくて、それらが混在していたり、相互関係が生じていたりとかなり複雑です。よって、4種類の苦痛はあくまでも私たちが頭を整理するための「きっかけ」にしか過ぎず、苦痛は苦痛として、患者さんの言葉をそのままに受け止めつつ、それをひとつずつ分解して、整理し、最終的にもう一度「ひとつの苦痛」の形に統合してアセスメントする、というのが緩和ケアで行う手法です。

　今回、武見さんと福島さんが行っているのも、こういった手法を応用して、質問に答えようとしています。「悩み」や「苦しみ」の訴えを聞くとき、一番やってはいけないのは、「糸口の中で自分にとって最も捉えやすい（解決しやすい）内容に飛びついて結論を言うこと」です。特に、その「ひとつの苦痛」のストーリーが言い終わらない（読み終わらない）うちに、答えを見つけてしまうなんていうのは最悪です。問題が複雑で

JCOPY 498-05738

あればあるほど、人はこのミスを犯しがちになります。そもそも、そんなに早く回答が見つかるような話であれば、それは相談者側の方がもうすでに答えなんてわかっているはずで、それでも相談してくるということは、その人自身が「誰でも思いつきそうな答えに納得できない」ときや「自分が自分に対して答えるには耳が痛い話（だから思いつけない）」であったりするわけです。

　こういったとき、イメージの助けとなるのは「大きなテーブル」です。頭の中に大きなテーブルを思い描いて、「まず最初に、問題をすべてテーブルの上にぶちまけてもらおう」と考えてみるのです。話を聞きながら、「まだ出ていない要素は無いかな」「今出た問題と関連している課題はないかな」と、とりあえずすべての要素を出してもらったうえで、分類と分析を行っていくのです。テーブルの上に箱を並べて、ぶちまけられた要素をひとつずつ入れていくイメージです。その時に重要なのは「とりあえず後回しにして良さそうな箱」と、「いまの時点ではどうしようもない箱」を用意しておくこと。そうすると、実は複雑そうに思えていた悩みや苦しみも、「当面として対応した方が良いものの箱」の中身は案外少ないことに気づきます。そして、そこまで行ったらその箱の中からもう一度中身を取り出して、3つに分割してみたり、別の角度から光を当ててみたり……ということをしていくわけです。

　実は、人の脳のキャパシティってそれほど大きくない。限界がある中で、一度に色々なことを考えようとするから苦しくなるし、一つひとつの問題に振り分けられる脳の機能も分散してしまうから効率よく考えられないし、結果として解決できない問題がどんどん山積していって（いくような気分になって）ますます解決できなくなる悪循環にはまっていることが多いのです。だから、今回解説したように、一度問題をすべてぶちまけて、そのうえで整理・分類をしてから、集中して（つまり脳のキャパシティをそちらに全振りして）分析することで圧倒的に効率が良くなるのです。実は、相談を受けるのが上手な人はみんな、この「脳のキャパシティを空ける作業」を行っています。聞き上手、と言われる人

に相談すると、仮に問題自体は解決していなくてもスッキリした気持ちになるのは、この「脳のキャパシティの解放」によるところも大きいのだと思います。

　さて、これらのことを踏まえたうえで、もう一度今回の相談内容を見直すと、武見さん・福島さんの二人が、相談文からできる限りのことを読み取り、お互いに言葉を交換しながら、テーブルへの展開と分類、そして分析から統合まで行っていることがわかります。

　ちなみに、この方法は「自分自身の苦しみ」に対しても応用可能だったりします。自分の頭の中にあるものを一度「テーブル」にぶちまけてみて、それを分類して、脳のキャパシティを解放して思考力を上げて……とできるひとは、悩みが少ない状態を過ごせるかもしれません。ただ、実際にこれを一人で行おうとすると、中々に難しいことも事実です。なので、もしこの読者の周囲に「聞き上手」な人がいるなら、その人のことを大切にした方がよいですよ。貴重な存在ですから。

JCOPY 498-05738

2

「医師を許せない」
娘を看取った母の怒り

今回のご相談

（50歳代患者家族）

30歳代のがん患者の母親です。娘は長年、大学病院で抗がん剤治療を頑張ってきましたが、効果に乏しくなり「緩和ケアの専門病院を探すように」と主治医に告げられました。重い気持ちを引きずりながらも近くの緩和ケア外来を探し、予約を取りました。しかし、その初診でいきなり「ここでは看取りまでできます」とまるでセールストークのように言われたのです。たしかに娘は末期状態で、もう何もできない段階ではありましたが、娘がいなくなった今でも、その緩和ケア医師の心ない発言が許せません。

医療者にとっては「良い発言」が患者・家族を傷つける

福島　50歳代で30歳代の娘さんを看取ったお母さんの話……ですね。この緩和ケアの医師は半笑いとかで言っちゃったんですかね。

西　半笑いっていうか、普通にニコニコしながら言ったんだと思うよ。良かれと思って。

良かれと思って……そうですね。

これはそもそも、前の病院で見捨てられた感があるわけですよね。だからこの医者は良かれと思って、「ここは見捨てませんよ」ってことを言いたかったのかなと想像はできるんだよね。

それがセールストークのように聞こえてしまったと。

 アドバンス・ケア・プランニングでも、「最期どこで過ごしたいですか？」みたいなことを聞くと患者さんや家族がカチンとくるみたいな話はよくあります。それに近いのかなと。医師の方は最期のことまで考えているから、「看取りまで任せてください！」という気持ちで言うけど、患者さんやその家族にすれば「看取り？」みたいな感じになっちゃう。初対面の時にいきなり「看取り」なんて言っちゃうとさ……。

 看取りって言葉を使っちゃったのがまずかったんですかね。「看取りまでできます」はちょっと、初対面の人に言われたらカチンときますよ。

武見
これって医療者側の問題だよね。医療者の言葉で患者さんが傷つくという問題で、こちら側がどうにかしていかないと。患者さんがどれだけ医療者にひどいこと言われているのかというのを、あまりにも医療者は無自覚なんじゃないかと思うのね。医師も看護師も、悪気はなくても何気なく言った一言でどれだけ患者さんや患者さん家族が傷つくか、やっぱり想像力があまりにもないと思う。治療を受けにきて、癒されなきゃいけない人たちが、むしろ医療者の言ったことで傷ついている。ナイチンゲールがね、「病気の回復を促進させるために生命力の消耗を最小に抑えられるよう環境を整えなさい」って言っているのね。少なくとも看護師の言動で患者を傷つけるんじゃない、傷つけないように癒しを与えるのが私たちの役目ですよ、と。自分の言動がどんな影響を与えるのかってことを、もっと医療者が知るべきです。

 今の話を聞いていて2つ言いたいことがあります。
　1点目が、親しい間柄であっても言ってはいけない言葉とは違って、この質問のケースの場合は「看取りまでできます」ってたぶん、医師としては良い意味で言ったつもりでいると思うので、ちょっとそこが難しいなっていうところ。もう1点が、武見さんの口から当たり前のように「癒し」という言葉が出てきたんですが、看護師さんは患者さんに癒しを与えるという視点を持っているということ。でも今回、問題となる言葉を放ったのは医師ですよね。医師はおそらく、そんなに癒しという視点は持ってないと思うんですよね。それは心理士もそうです。医療関係の職種の中で一番癒しという視点を持っているのは看護師だと思う。

 そうだと思います。

 医師は正確な情報を提供するのが仕事だからね。

そうなの。だから今回のケースは、医師としてやっているんですよ。

 情報的には正しいことを言っている。

 でも正しいこと言ったとしても、傷つく人がいるということは自覚した方がいいんじゃないかな。

 そうですね。正しい情報を入れるとしても、それがいいタイミングであったか否かは医師であっても考えなくちゃいけないと思う。だから、この医師はいい意味で言ったつもりであるということと、「癒しの看護」という言葉がしっくりくるんですけど、癒しを提供するのは看護師で、そこからの視点で武見さんがどう考えるか聞きたいです。

 癒しを提供するっていうよりは、相手がどう思うかがすべてだと思うんです。同じことを言ったとしても、相手の受け取り方ってその時々で違ってきたりするから。その時その時に、相手がどういうことを求めているのか、ちょっとずつ相手の反応を見ながら変えていかないといけない。セリフが決まっているわけじゃないから、これを言えば完璧っていうことはないわけですよ。だから相手が「安心した」「癒された」と思うかどうかっていうのは、出たとこ勝負なところもあってね。私たちにとっては普通にやったことでもそれがすごく感動されることもあるし、逆に悪気はなくてもめちゃくちゃ怒られたりとかもある。だからこの医師の言葉も、受け手によっては「よかった、前の病院で見捨てられた自分がここでは最期までいさせてもらえるんだ」って思うシチュエーションもあったかもしれない。でも、聞いた方がセールストークと思ったってことは、全員に初診で言っている可能性がありますね。

 そうですよね。

 そうだとすると、その言葉をよかったと思う患者さんがいたという成功体験をしている可能性もあります。

 あると思います。

 その成功体験のせいで、良いことしたという風に刷り込まれている可能性もある。その後、その成功体験に引っ張られて発言を続けていても、患者さんやご家族側がその場で「傷ついた」とは言わないから、失敗体験に繋がらない。もしどこかで「その言葉ですごく傷つきました」って言ってくれる人がいてくれたら、やりようがあるんだけど。傷ついたっていう人は、その場でなかなか言葉にできない、むしろ無言になったりね。そうすると、なかなかダメだったという体験にはならない

よね。ダメだった体験で学ぶことがかなりあるのに、ダメな体験になりにくいってなると……どうしたらいいのかな？

医師に言いたいのは、患者さんや家族が聞くまでは言わなくていいんだよっていうところ。例えば、ずっとお世話になっていた先生を変えなくちゃいけなくなってとか、前の病院にいられなくなっちゃってとか、そういう話が出てきた時に初めて、「うちは変わりませんよ」という話をしてもいいと思うんです。あと、ご家族も言いづらいですよね、これからこの病院の先生に診てもらうのに、「あの時の言葉に傷つきました」なんてね。

そうそう。良かったことは言ってくれても、普通は傷ついたことは言えないよ。だから、黙って傷ついているってことがいっぱいあるから。

でも、それは言っていいことなんだよってことを、このご家族が知ることも必要なのかなって思うんですよ。そもそもこういったことはあってほしくないけど、あった場合には、それは傷つくことなんだと医療者側に伝えてくれれば、今後他の方々が病院にかかった時には少し状況が違っているかもしれない。

そうか。患者さんやご家族からそれが辛かったっていうことをちゃんと伝えてもらえることで、次に辛い人がでない可能性があるってことか。

それに、なんで傷ついたのかっていうところを医療者側が真摯に家族と話すことで、何が辛かったのかとか、今までの苦労とか、そういうのが聞ける機会になると思う。医療者もご家族のことを知る意味で必要なことじゃないですか。

たしかにね。

私たちも言われたら傷つくじゃないですか。良いと思って言っていたのに傷つけちゃった、ガーンってなるけど……。

でもそこから、もう一つステップを上がれるものね。自分は良かれと思って言ったことになんで傷ついたのかすぐには理解できなかったとしても、そこを真摯に受け止めて、じゃあどういう風にしていったらいいんだろうってね。今後のセールストークを変えていくっていう方向にはいくかも。だから、患者さんやご家族には勇気をもって傷ついたことを伝えていただきたいな。医師に直接言えなかったとしても、看護師にでもいいから誰かに言えるといいよね。

JCOPY 498-05738

でもそういう話、結構聞きますよね。初診の時にこういう風に言われたのよね、みたいなことを入院中のケアの途中とかにポロッと。

 あるよね。「許せません」とかね。

 許せないのは当然な気持ちのように思えます！親の立場としては、子を先に見送るのは辛い体験ですから。

 でもさ、許せませんっていうその気持ちも辛いじゃないですか。娘さんを亡くして辛いのに、さらに誰かを許せませんって思う気持ちも辛いよ。

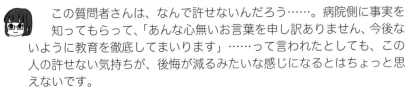

決めつけや先入観の前に「話を聞く」

 この質問者さんは、なんで許せないんだろう……。病院側に事実を知ってもらって、「あんな心無いお言葉を申し訳ありません、今後ないように教育を徹底してまいります」……って言われたとしても、この人の許せない気持ちが、後悔が減るみたいな感じになるとはちょっと思えないです。

 そうね、それで気は済まないかもしれないよね。

 ファーストインプレッションですっごく傷ついたわけですよね。今でも許せないぐらい。終末期だと思いたくない気持ちって、家族の中でずっとあるじゃないですか。そこを、終末期ですよってとどめを刺された気がするのかな。

 そこで医師から突きつけられた。それもあるかもねぇ。悲嘆が強くて、予期悲嘆の段階でさらに突きつけられて、より悲嘆が強くなってしまったのかな。

 なんだろ。終末期のがん患者っていう色眼鏡で見られているのが嫌だったのかなとも思ったんです。普通の入院だったら、「看取りまでできます」なんて言われないわけじゃないですか。でも緩和ケアだったら言ってもいいみたいな風土が我々医療者側にありますよね。他の終末期ではないがん患者さんだったら言わないような発言が終末期だからという目線で言われて、それを感じ取ったのかなってちょっと思いました。

 現実に向き合いたくない時もあるじゃないですか。終末期っていうことをわかっているけど、すごく悲嘆が強い中でまたそれを言われて、それで許せないってことになっているのかもね。

直面化したくなかったのに直面化させられちゃったんじゃないかと思う。

 そうですよね。それはこのお母さんとしてはあるよね。

 ご遺族の意見としてよくあるのが、頭ではわかっているんだけど、でも最後の1％にかけたいとか、希望を最後まで持ちたいとか、そういうことなんですね。でも、このケースはそれを断ち切るようなセリフですよね。うちの娘にかぎっては奇跡が起こるんじゃないかって、頭では無理ってわかっていても、でもそれを信じたいって気持ちが並行してる時に、「うち、看取りまでできるんで」ってセールストークのように言うのは、やっぱりタイミングを間違えている気がします。

 奇跡を信じるっていうよりは、終末期なんだと認めなきゃいけないってわかっているのに、それを先回りして言われちゃったから、言われなくてもわかってるよ！って感じになったのかなと、僕は読み取りました。

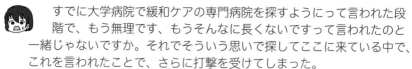 あなたに言われなくてもわかってるよっていうね。

たしかに余計なお世話ですよね。

すでに大学病院で緩和ケアの専門病院を探すようにって言われた段階で、もう無理です、もうそんなに長くないですって言われたのと一緒じゃないですか。それでそういう思いで探してここに来ている中で、これを言われたことで、さらに打撃を受けてしまった。

悲嘆があっても今は向き合いたくなかったっていうのは自然な反応なのですよね。そういう心理状況にある家族に対して、「こんな発言はやっぱダメだよな」って医療者側が気づいてもらえたら言い方が変わるだろうし、セールストークのように自分も言っていないかなと振り返るきっかけになると思うんですよね。それで過去には成功体験を積んでいたとしても、多様な価値観の中では失敗っていうこともありますからって。

 このケースの場合は、医師はもうちょっとフラットに話せばいいと思う。すでに末期患者さんに対して話すっていう建てつけで話してしまっているから、全体的に気に食わないって話になるんじゃないかな。

1人の人として接してほしいのよ。色眼鏡ってさっき言いましたけど。

JCOPY 498-05738

そうそう。

 すごく尊厳を傷つけられているってことだよね。

 医療者側から見たら、言い方悪いけど「終末期のがん患者さんとその家族」に見えていると思うんです。でも、30歳代でがんに罹患して大変な病気と闘いながら転院する娘さんとお母さんっていう目で見たら、こういう話にはならないはずなんですよ。「終末期がん患者が来た、大学病院からうちの緩和ケア病院に任されたからちゃんと説明しよう」みたいな気持ちでいるから、こういうことが起きるんだよなと思うんですよね。

 そうだよね。

 私たちだって医療者という皮を脱いで一人の人間として接する場面なら、30歳代でがんですって言われたらやっぱり、「えっ」って思うわけじゃないですか。娘さん大変ですね、お母さん大丈夫？　眠れてる？　ご飯食べられてる？　みたいな気持ちになるじゃないですか。

 今まで頑張って治療してきたんですねって思うよね。

 そう、大学病院で頑張ってきたんだねって。お母さんも大変ねって気持ちになるじゃないですか。なのに、終末期がん患者とその家族という目でしか見てないから、だから許せないんだと思うんです。

 尊厳を守られなかったっていうね。セールストークをする前にまず「話を聞けばいい」。

  そうそう。

 自分たちのやることを伝えるっていうよりは、今までどうだったんですかとか、むしろ相手の話を聞くっていう、そっちにシフトを置かないとこういうことになるっていうことだよね。

 だからもしもこの人がこの本を読んでくださっているとするなら、「辛い思いされましたね」ってことは伝えたいなと思うんですよね。

 本当だね。大変な思いをして。

 娘さん頑張ってね、ここまで本当に治療を頑張ってきて、緩和ケアとして最期に来てくれたんだと思いますけど、その間も本当に娘さんは頑張って生ききってくれて、その生ききった姿をお母さんは本当に

頑張って支えてくれたんだなというところの部分を入れたいなって思うんですよ。この心無い発言がずっと頭の中にあるだけだと……。

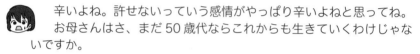

辛いよね。許せないっていう感情がやっぱり辛いよねと思ってね。お母さんはさ、まだ50歳代ならこれからも生きていくわけじゃないですか。

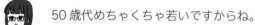

50歳代めちゃくちゃ若いですからね。

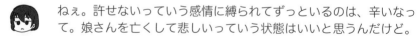

ねぇ。許せないっていう感情に縛られてずっといるのは、辛いなって。娘さんを亡くして悲しいっていう状態はいいと思うんだけど。

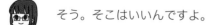

そう。そこはいいんですよ。

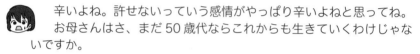

だけどそれに、許せないっていう、人を許せないという気持ちが入ってくるのはさらに辛いなって。娘さんのことを思い出す度にこの医師のことも思い出すじゃないですか。

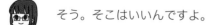

そうそう。いやだいやだ。もったいない。

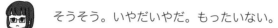

辛いなって思ってね。

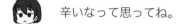

娘さんのことだけを思ってほしい。

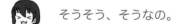

そうそう、そうなの。

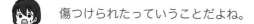

この医者に気持ちを割いている時間がもったいない。でも、やっぱりそれだけ尊厳をけなされたっていうことですよね。

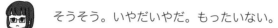

傷つけられたっていうことだよね。

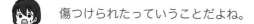

それだけ傷つく体験をしたんだよねっていうことをやっぱり入れたいなと思います。どうしても。

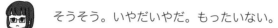

そうだよね。まぁでもこの医師のセリフは多分、「見捨てないよ」って意味でよく使われてるセリフなのかもしれないし。悪意はないじゃないですか。

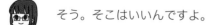

そうかもしれませんけど。

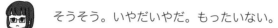

悪意がないから余計悪いと思うんだよ？　でも傷つけてやろうと思って言ってる話ではないわけだから、よく使われている可能性あ

JCOPY 498-05738

るよね。想像力というかね。これを言えばいいっていう、シナリオ通り
の感じはなんとかならないかな。

多様性への想像力は教育可能か？

今回、話している中で想像力って言葉が出てきましたけど、あと一
つ、多様性というのも大事だと思います。どっちも大事なんだけど、
抽象的で伝わりにくいし学びづらいなって思います。

たしかにね。医療者であるかぎりは、自分の言動が仕事の場でどん
な影響を及ぼすかを考えてほしいな。仕事の場を離れたら別にいい
んだけど、現場で働いている限りは、一看護師としてどんな振る舞いを
するのかっていうのは、常に自分も考えるし、他のスタッフたちにもそ
れは求めたい。どれだけ影響力が大きいかってね。

心理士は、それを学んでから現場に立つことになります。

どうやって学ぶんですか？

心理士は、サリヴァンの「関与しながらの観察」[*1]っていうのを必
ず学んでいます。心理学はそもそも、その刺激を与えることに対し
てどう反応が返ってくるかっていうのを扱う学問です。それを臨床に活
かしたものが臨床心理学で、それを学んできたのが私たち臨床心理士。
常に、対他者と自分を考える。例えば今、私は武見さんと目を反らして
いますけど、これがセラピー中であったら、目を反らして話している
ことにどういう影響があるのか、目を合わせて話すことにどういう影響が
あるのか。言葉のトーンとか大きさとか、手振りがどういう影響を与え
るのかっていうのを、全部逐一考えながら話をするんですね。それで、
例えば私たちはクライエントが自分が意図しない反応を起こしてきた時
にそれが何でなのかっていうのを、その上の心理士に聞くスーパービ
ジョン[*2]っていう機会を本当に何十年単位でやってくるんです。その
スーパービジョンの時に、あなたはどこを見ていたのかとか、ちょっと
眠そうな顔していたのかとか、本当に昨日眠っていたのかとか、そうい
うところまで想像を働かせるんです。相手がどう心を動かしたかじゃな

---

*1 「治療者と患者の間で起きていることについて、常に十全の注意を払い続ける
　　こと」[1]。
*2 「心理治療において、セラピストが自分の担当事例についてスーパーバイザー
　　（指導者）に報告し、適切な方向づけを得るための指導を受けること」[1]。

くて、自分がその心にどういう影響を与えたのか。まずそこから考えるっていう訓練を受けているんです。でもたぶん、心理士以外の職種は、患者さんの心を学ぼうとするから、そこが既に同じ心を学ぶっていう姿勢でまず違う。だから、患者さんの顔が今一瞬曇ったなってなった時に、患者さんはどんな気持ちなんだろうって思うのと同時に、自分が何か今影響を与えなかったかなっていう、その二本柱で常に考えて動いてるんです。でも、それが他の職種にないですよね。

　　　そういう教育を受けてないからね。私も大学院で、「あなたがどう考えていたの」「なぜそこに違和感を持ったの」っていうことを指導者から問われ続けて、リフレクションしなさいと言われたのね。今までそんなこと考えたこともなくて、基礎教育では全く教わってなかったなと思ったの。ただ、じゃあ「看護師も医師も教育を受ければできるようになる」って議論になっちゃうんだけど、本当にそうかな、って思うの。

　　　教育で何とかしていこう、という話ね。

　　　たしかに教育なんだけど、相手の反応を見て自分がどう感じていてっていうメタ認知*3をどういう風に養っていくのかっていうことは、いくら教育を受けていたとしても足りない気がするの。目の前の患者さんがこういう風に言っているけど、じゃあ自分は今どうなんだろう、っていうもう一つの視点を持てない看護師が多い。それに、教育と言っても、一度や二度講義を受けたらできるようになるというようなことではない。だから、患者さんが求めていることとすごく乖離ができる。乖離がありすぎて、何度その教育を受けたとしても、患者さんの思いを聞けるようにはならないし、そんな状態でも「聞く」ってことを続けるのが辛くてできないだろうなって思ったのね。じゃあどうしたらいいのかなってなると、ちょっとわからないんだけど。

　　　メタ認知があると、この人は自分とは違う価値観だってなった時点で多様性が生まれるわけじゃないですか。なんでこの人はこの価値観でそういう発言に至ったっていうのを聞いても、自分は違う価値観だからやっぱりモヤッとするわけです。でも、その人はその人の価値観で自分は自分の価値観だから、ちょっとモヤッと思うのがあったしても、この自分のモヤモヤは一旦置いておく。とりあえず今は目の前にいる患者さんに徹しようとなって、その患者さんから離れた後に、自分のモヤ

---

　*3 メタ認知とは、自分が今感じていること、考えていることを客観的に認知すること。
　　つまり「認知していることを、もっと上の視点から認知すること」。

JCOPY 498-05738

モヤと対話をする。そういうのが多様性と想像力という言葉の中で、メタ認知ってすごい使えるなって私は思うんです。だからメタ認知できないと、逆に想像もできないし、多様性があることに気づけないですよ。人の価値観だけ聞いてても、自分の価値観と同じなのか違うのかっていうのがわかってなかったら、永遠に他人事のままな気がします。

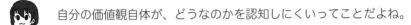 自分の価値観自体が、どうなのかを認知しにくいってことだよね。

そうです。自分の価値観が当たり前で生きてきているから、改めて自分の価値観を見直すってことが、まずないですよ。

「だから教育しましょう」って言ってもそんなに簡単なものじゃないだろうなって思っちゃうんだよね。

メタ認知が少しだけできている人は、カンファレンスとかをやることによって、「そっか自分はこう考えたけど患者さんや他の看護師はこう思ったんだな」って気づけるんですよ。そういうことがあんまり得意でなかったりとか、教育を全く受けたことがないってなると、カンファレンスを繰り返したとしても、永遠に堂々めぐりな気がする。

やっぱり、指導者のように問いかける人がいないと、そもそも無理なんじゃないかな。メタ認知を養っていこうと考えても、同じ看護師仲間の中で、似たような価値観で「そうだよね〜」とか言って慰め合ってると、メタ認知は永遠に養われないかなって思う。

この医師もそうだったと思いません？　成功体験として持っていた発言だったけど、それによって傷つく患者さんやご家族がいるんだって知った時に「あ、そういう人もいるんだ」だけで終わっちゃうと、おそらく成長しないと思うんです。でも、じゃあ自分がなんでその発言に至ったかっていうのをメタ認知しないかぎり、たぶん変わらない気がする。だから想像力と多様性っていう言葉が出てくるのかなって思うんですけど。

そもそも「想像力が足りない」とはどういうことか

福島さんに質問。話が大幅にずれてしまうのですが、一般論としての「想像力」という概念について、少し深掘りさせてください。いま武見さんがおっしゃった「教育」にもつながる話です。最初の方で武見さんが「想像力が足りない」と言ったけど、医療者がSNSとかでも「想像力が足りない」「こういう状況にある人のことを全然理解していない」とか、よく批判されるわけですよ。それはたしかにその通りだけど、

想像力が足りないっていう批判に対し、じゃあどうしたらいいのっていうね。そもそも想像できない、つまり頭の中に想起できないのだから、ある程度仕方がないよねっていう風に思ったりするわけなんですよ。例えば患者さんと話をしていて、相手の価値観が自分と全然違うってことはメタ認知でわかるわけです。わかるんだけど、あなたのその価値観まで僕は想像できないですっていう、その絶対相いれない世界があったりするわけじゃないですか。このケースの医師も、もし批判を受けたとしても「でも僕は良かれと思って言ってるんです」と言い張ったり、「私はこれで傷つく人の気持ちがわかりません！」みたいになる可能性だってある。でもそれに対して、「想像力が足りないんですよ」って批判するだけでは、物事は全然解決しないような気がするんだよ。

 そうなの。

 よく、虐待の問題や性差別の問題だとかについても、古い価値観でもって思い込みで発言をする人がいると、その当事者やそれを支援してる人から、「いや、現場はこうなってるんです」「半端な知識で、思い込みで言わないでください」「あなたは想像力が足りない、現場のことがわかってない」みたいに言われているのを見かける。ただそれは本当に「想像力が足りない」ってだけの問題なのかなって。そもそも、当事者と「共通の理解基盤」のようなものの上に立つこと自体が難しいってこともあるんじゃないかと思うのです。

 そうです。その共通の理解基盤に乗っていないっていうことを自覚することです。

 でも、この「想像力が足りない」って批判をする人たちの考えっていうのはおそらく、共通の理解基盤に乗らなきゃいけないというベースで考えてるから、「あの人は想像力が足りない」って批判するんでしょう？「私たちのレベルに乗ってくれない」って。

 「言わなくてもわかるでしょ！」って？

 そうそう。

 でも知らないことはいっぱいあるじゃないですか。

 知らないことの方が多いですからね。

JCOPY 498-05738

知っていたとしても、君たちの考えとは相いれないっていうことでしょう。

そうね。

だから、それを医療者が「患者さんの境遇を想像して、理解しないと」ってとらわれると怖いと思うんです。そうではなく、自分が「患者さんと絶対相いれない考えを持っている人なんだ」って認める。「私は私でこういう考えを持っている人なんだ」って認める。特に看護師さんに多いと思うんですけど、自分で自分を認めてあげないと、今度は患者さんを認めてあげられない自分が悪いみたいになる。看護師さんは自分を責めることが多いので、看護師さんほど知っておいた方がいい気がします。医師はもう少しその線引きができると思うんですけど。看護師は、患者さんの価値観を何が何でも認めなくてはいけないっていう風にべったりいく人か、あの人はおかしいと反発心を持ってしまうみたいに、ちょっと両極端な人が多いかもしれません。私たち心理士がいう逆転移って言葉がありますけど、相手を悪者にしてしまうとか、極端に振れてしまう可能性があるから、メタ認知が必要ですよね。

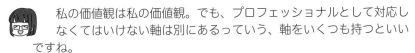
僕が問いたかったのは、その共通の理解基盤に立たなくてもいいんだっていう前提があったうえで、でも僕らはプロフェッショナルなわけだから、この患者さんとご家族にとって最善の利益を追求するためにはどうしたらいいのかっていうことを、また別の軸で考えればいいんじゃないか、ということ。

私の価値観は私の価値観。でも、プロフェッショナルとして対応しなくてはいけない軸は別にあるっていう、軸をいくつも持つといいですね。

それは、想像力が足りないっていう言葉で言っちゃうと、まるでその共通の理解基盤に立たなければいけない、みたいになって、「じゃあそれは教育が足りないからだよね」という話につながっていく。教育さえすれば共通の理解基盤に立てるようになるんだ、みたいなね。そんな言い方に聞こえちゃう。

現場のさまざまな課題に対してどう解決するか？　って話題になると、何につけても「医療者の教育が大事」ってなっちゃうけど、相変わらず患者さん側の問題は 10 年前と変わってない。そうすると、いくら医療者が教育だと言って一生懸命に教育プログラムを色々考えているような学会発表とか聞いていても、溝が埋まってないんだなって思う。違う方向性に労力をかけちゃってるのかなぁとかね。

たぶんそうだと思う。

 方向性が違っちゃってるのに、教育して解決するのかな？って。

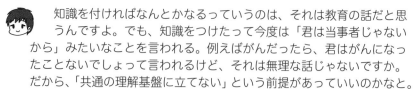 知識を付ければなんとかなるっていうのは、それは教育の話だと思うんですよ。でも、知識をつけたって今度は「君は当事者じゃないから」みたいなことを言われる。例えばがんだったら、君はがんになったことないでしょって言われるけど、それは無理な話じゃないですか。だから、「共通の理解基盤に立てない」という前提があっていいのかなと。

 今の話に付け足すとしたら、「当事者じゃなければわからない」って発言が出るところまで患者さんを心理的に追い詰めてはいけないなって思います。「あなたのことわかりますよ」ってやるように教育で学ぶじゃないですか。でも、相手はわかってほしくないんですよ。自分のこの絶望的な状態をわかってほしくないっていうことをわからないから、「当事者じゃなければわからない」って発言で関係性を切られちゃうんですよ。

 そんな簡単に言うなと。

 そうそう。簡単に言うなって切られちゃうから、そこを無理して「あなたのことわかりますよ」っていうところにいかなくていいっていうことも、やっぱり学ばなくてはいけないと思いますよ。

 そうそう。「教育で解決できる」と言ってしまうと、間違った方向にいっちゃいそうな気がする。

 「あなたの気持ちわかりますよ。何でも話してください！」ってなっちゃうのは、逆に害なんだよって。だから同じ共通の理解基盤に乗らなくても、溝があることが患者さんやご家族にとって安心である可能性があるからね。そこを無理に埋めて、「あなたのところに向かいました」って言ったら、何のために溝があったと思うのよってなっちゃうから。それを知ってほしい。

 じゃあ、そこは埋めなくていいのか。

 いいのです。

 溝は溝のままで。

JCOPY 498-05738

溝があるっていうことを知っていればいいよね。

 そうね。やっぱり、それを教育で埋めようとするっていうところが間違ってるんじゃないかなって思うね。

 そうだそれだ。その「埋まらない」ことを教えることこそが教育なの。

「溝はある」と知ってからの看護の力

 溝は埋まんないってことだね、永遠に。

 ただ、看護の力がすごいなと思うのは、その溝があったとしても、見守りという言葉にあるように「あなたのことは見てるよ。でもそこから先は近寄らないよ」っていうことができる。それができるのは、すごく良いナースだなと。

 そうだね。

 目を離さないってことだね。

 そう、目を離さない。あなたのことは見てるけど、でもあなたが近寄ってほしくないところには行かないよっていうところ。

 逆に、溝があってもいいんだとか言ってしまうと、「あ、溝があってもいいんだ。放っておいてもいいんだ」って目を離しちゃうとはならないか心配ではあるんだけど……。

 いや、看護師は溝があってもいいんだっていう状況では、おそらく落ち着かないと思うんですよ。

 落ち着かないと思います。

 やっぱり、そこの溝を飛び越えてでもね。

 飛び越える。看護師は、ですか。

 高飛び込みする感覚なわけですよ。だから「来るな！」って言われても、行かなきゃいけないって入り込む時が絶対にある。もちろん、引く時もありますよ。でも、その一瞬は入っていこうっていう覚悟が決まる時が絶対あるわけですよ。その溝の外側で見守ってる時もあるけど、

いざっていう時は溝を飛び越えてでも行くぞっていう準備をしておく。

 準備をしておく、いいですね！

準備をしつつ見守るという感じです。いざとなったら行って、抵抗されるかもしれないけど何かしらやって、また引くという。その繰り返しなんじゃないかなって思う。

それは心理的な地図があって、「私は今、溝を越えている」と地図の中で自分の立ち位置はここにあるという風にわかっているんならいいんだけどね。溝があること自体がわからなかったら、「今どこにいるかわかんないけど、とにかく前進だ！」みたいな感じになっちゃうから。

それは辛くなっちゃうよね。だから、その「地図を作っていく」ということを看護師自身が自覚するということか。

患者さんも、もしかしたら溝でぐるーってまわってるかもしれないけど、どっか一本だけ、どっかで少し繋がっていたいって気持ちがあるかもしれないですよね。

そうだよね。

でもそれは、全体を見渡さないとわからないですよ。一方向から見るだけでは患者さんやご家族のことは見えないなって思います。

たしかにね。

溝は埋めなくてもいいけど、患者さんからは目を離しちゃいけないですね。

大事だね。

大事な視点よ。

Dr. 西の視点と考察

　家族が大切な人を喪う悲しみが、時に「怒り」の感情になって医療者に向けられることは多々あります。今回のケースでは「看取りまでできます」のセリフがまずありえないことだから、これに対しては怒ってよ

JCOPY 498-05738

いのですが、ここからは一般論として。

　ここで医療者が心に留めておくべき重要なポイントは、「家族の怒りを直線的にとらえない」という視点です。これはご相談⑥（p.82）で、もう少し詳しく出てくる話なのですが、「怒りとして表面に出ている表現を、額面通りとらえない」ということです。「怒りはチャンス」という、武見さんの言葉が後から出てきますが、怒りというのはあくまでも本人の感情の表現のひとつであり、その感情が出てくる源泉には、その人なりの「理由」があるはずなのですね。だから、怒っている人を目の前にして考えるべきことは、「どうしてこの人は怒っているのか？」「何に向けられた感情なのか？」、このあたりを深掘りしないと、家族はいつまでも怒っている状態が続きます。例えば、患者さんが死に瀕しているときの家族から医療者に向けられる怒りの本質は「大切な人を喪う悲しみ」です。そのときに家族からの「○○しろ！」「××はどうなっているんだ！」というクレームに対して、医師や看護師などが「○○をしてあげよう」「××にも対応しよう」と、一対一対応で表面的に対応しても、怒りはずっと再生産され続けてしまう。怒りの背景にある悲しみに目を向けて、「それで私たちに何ができるのか」を一緒に考えていく姿勢になれたら、これまでの対立関係から協力関係に移行できるのではないか、というのが大切な視点です。

　また、怒りの源泉がわかったとして、「どうしてその矛先が医療者に向けられないとならないのか」となることもあるでしょう。しかし、それもまた仕方がないことです。死や別れという「理不尽なもの」「どうしようもないもの」に対し、自分が無力であるという事実があったとき、その「原因」を外部に求める心の動きが生じれば、それは医療者に対する攻撃としてあらわれます。本来、その攻撃の矛先を向けるべきは病気であり、死であるべきなのですが、それに対して家族としてできることは何もないと感じてしまったとき（実際には家族にしかできないことは山のようにあるのですが）、その「無力感」を医療者へ転嫁してしまうのです。それに対して「お門違いだ」と、医療者側が言い張っても意味はあ

りません。他人がそう思い込んでいるものを、説得や否定で覆せるはず
もないのです。その極端な例が、2022 年に在宅医療を行っていた医師
が、その家族から銃殺された事件です。あの事件の内容を聞いて、絶望
に陥った医療者は少なくなかったでしょう。それは、ここで私が解説し
たような構造があの事件の中にも見えたからに他ならないからです。あ
の事件ほど極端な例は稀ですが、私たち医療者は常に「怒り」が暴走し
かねない状況と隣り合わせであることは否めません。もちろん、警備の
体制を強化したり、相談窓口を設けるなどの対策は今後も強化されるで
しょう。しかし一方で、私たち医療者は「本当にその気になったら、誰
も暴力を抑止することはできない」ことも、肌感として理解しています。
対策は無駄とは言いませんが、本当に標的になったらどうすることもで
きない。その事実に対し、私たちは絶望を覚えたのです。

　しかし、だからといって患者さんや家族の「怒り」に向き合わなくて
よい、ということにはなりません。患者さんも、家族も、怒りの感情を
自分に向けてくる「敵」ではなく、「味方」であるのだ、という前提を共
有しつつ、「本来、目を向けるべき相手は何か」を考え、そして患者さん
や家族と同じ側（その間に溝はあるにしても）から、それを見つめてい
こうとする努力は、必要なのではないでしょうか。

JCOPY 498-05738

3 モルヒネ使用をめぐるチームスタッフとの見解の違いに悩む医師

今回のご相談

（30歳代医師）

急性期病院で緩和ケアの医師をしています。緩和ケアチームとして関わっていた60歳代女性の患者さんのことです。多発肺転移があり、呼吸困難が強く、「苦しい、助けて」とおっしゃっていました。酸素投与では改善せず、モルヒネの投与を提案しましたが、「麻薬は怖い、嫌」と言われてしまいました。正確な医療情報を提供しましたが、「麻薬はなんとなく怖い」とおっしゃられ、投与はできませんでした。モルヒネという言葉への恐怖感も鑑み、その他の医療用麻薬も提案しましたが、モルヒネと同等の恐怖感があり、結局希望されませんでした。ご家族もいない方でしたので、関係者と相談したり説得して頂けるような機会もありませんでした。呼吸困難は徐々に悪化していきましたが、鎮静も同様に「なんとなく怖い」と希望されず、亡くなる直前まで苦しい思いをされながら亡くなりました。亡くなった後で緩和ケアチームの看護師から、「あんなに苦しい思いをさせるなら本人には内緒にしてモルヒネや鎮静剤を打ってあげてもよかったのではないか」という意見がでました。私は、患者さん自身の意識が清明で、意見もはっきりと言う方だったので、その人の価値観や意志を大切にしたつもりで、医療用麻薬の使用も鎮静も行いませんでしたが、あれほど苦しんでいたならば、そういう方法をとるのも一つだったのかもしれないと、後になって考えさせられました。何が正解だったのか、今もわかりませんし、同じような方に出会った時に、どうしようかと悩んでいます。

医療者の倫理観の違い

福島
早速つっこんでもいいですか？ 看護師さんの「あんなに苦しい思いをさせるなら本人には内緒にしてモルヒネや鎮静剤を打ってあげてもよかったんじゃないか」っていうところがモヤモヤする。

武見
すごいな、この看護師さん。緩和ケアチームの看護師でこんな発言する人いる？ 私はここにもう思いっきり引っかかっちゃったよ。「本人に内緒にして打ってあげてもよかったんじゃないか」というその価値観がすごいなと思ってしまって。私は、自分が内緒で打たれたら嫌だな。本人も嫌だって言ってるのに。本人にアプローチするならまだいいんだけど、内緒にしてこっそり打つというのが、倫理的にどうなのって。

西
僕がその看護師さんを弁護するのだとしたら、薬とかの中身については内緒にして、でも「苦しいでしょ？ 楽になる薬を使いますから」って言うなどして、うまくやればよかった、って意味なのかなと解釈はできるかと思いました。

でも、患者さんが「それ、麻薬じゃないんですか」って尋ねてきたら？

そりゃあ、「いやいや、違いますよ」って答えろ、ってことでしょう。

それはダメだ！

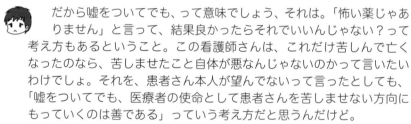
だから嘘をついてでも、って意味でしょう、それは。「怖い薬じゃありません」と言って、結果良かったらそれでいいんじゃない？って考え方もあるということ。この看護師さんは、これだけ苦しんで亡くなったのなら、苦しませたこと自体が悪なんじゃないのかって言いたいわけでしょ。それを、患者さん本人が望んでないって言ったとしても、「嘘をついてでも、医療者の使命として患者さんを苦しませない方向にもっていくのは善である」っていう考え方だと思うんだけど。

この本の読者の中にも、そう考える人もいると思うんですよ。嘘をついてでも苦しませずに逝かせてあげることの何がいけないんだって。

もちろん本人が納得した形でできるのが理想なんだけど、このケースは、説明をちゃんとして、使った方がいいよという話もしたけれども、でも使いたくないっていう話なわけだから。そういう場合に、じゃあ本人の自業自得だから苦しんだままでいいのかという話なんだと

34

JCOPY 498-05738

思う。

 倫理的な問題ですよね。私は武見さんと同じ意見なので、この看護師さんに武見さんの言葉で喝を入れてくれることを期待しているのですけど（笑）。

 この看護師さん、亡くなった後じゃなくて生きてるうちにどうにかしようと思わなかったのかな。だって緩和ケアチームだよね、2人とも。なんで亡くなった後で言ったのかな。

 このお医者さん、気の毒だよ。後からこんなこと言われてもさ。

 後出しジャンケンなんだよね。

 そうなの。だったら生きてるうちに、「先生ちょっと言い方変えて話してみませんか」とか言って、患者さんの反応みるのはアリだったかもしれないんだけど。生きてる間は傍観していたわけでしょ。

 この看護師さんは何をしてたのってちょっと思っちゃう。

 ただ、「モルヒネは嫌だ」って患者さんは言ってるからね。医療用麻薬と言ってもダメで、鎮静もダメでってなった時に、言い方を変えるとはいってもどうすれば……。

 これが正しいと思って言うわけではないんだけど、医療用麻薬を内緒で使って、それで楽になったら、「楽になったでしょ？　実は……」って。「使ってほしくないって言ってたのは知ってるんだけど、ごめんね。だけど、どうしてもあなたが苦しがってるのを見ていられなくってちょっと使っちゃったんだ」って。それで、「でも実際に使ってみてどう思う？」っていう風に話していくというのは、ひとつの道だったかもしれないなって思う。

 うわー……。ごめんなさい、すごい目でみちゃった。

 いやいやいや、だから正しいと思って言ってるわけじゃないよ。自分だったらやらない。

 私もやらない。

 でも、こういうことを後から言うぐらいだったら、亡くなる前に「内緒ではどうですか」って提案してみて、もしそのチームがその方針でいくってなるならだよ、今僕が言ったようなやり方も手段として考えられる。一応は本人の意志も後からちゃんと聞いているわけだし。そう

いうやり方も考えられるかなと。いいとは言わないけど。

この患者さんは、麻薬の何が怖いのかがよくわからないので、体内に取り入れたっていうだけでも「わー！」ってなっちゃったら嫌だなと思うんですよね。痛みは楽になったかもしれないけど、副作用が出るとか変な知識を持ってしまっているとかね。そもそも、それを体内に入れたくなかったのに1回入れちゃったらもう……。

「ごめんね」って言われても、「えっ!?」ってなるよね。

最大の裏切りですよね。

でも楽になったから、「あぁそうだったんだ。よかった」って思う可能性もある。

そう。その可能性もあるじゃないですか。

でも、逆の可能性もある。

もちろんある。だから賭けみたいなものだよね。でもそれは、看護師が後からこんなこと言うぐらいだったら、事前に緩和ケアチームの中でディスカッションして、それは信頼性を損なうからダメだとか、いやでも今はやっぱり苦痛を取るのが先だとかっていうのを皆で考えればいいと思うんだよね。

そうなの。緩和ケアチームで少なくとも2人いるわけだから、患者さんが亡くなった後じゃなくて、生きてる間にディスカッションした方がよかったと思う。後に言うっていうところが、この医師にとっては「えっ？　そう思ってたの？」みたいになるよね。

そう。全否定された気持ちになりますよね。

それは辛いよ。それで、この先生も「そういう方法をとるのもひとつだったのかもしれない」と思っちゃったわけでしょ。

信頼してたチームの看護師からそれを言われたら揺らぐでしょう。

何が正解かっていうのは言えないですよ。どっちに転がるかわかんないっていう状況で、試してみてどうでるかっていう、そのリスクの橋を渡るみたいなことでしょう。でも、試してみる価値はあったかもしれないなと思った。最初は、内緒っていうのは嫌だなって思ったんだけど、やってみる価値はあったかもしれないなって、今聞いていて思っ

JCOPY 498-05738

た。ただね、後から言うのは、やっぱりダメだよ。

後出しジャンケンはダメ。

そこは、看護師の倫理には反すると思う。多分、看護師もずっとモヤモヤしてたんだと思うんだよね。医師が医療用麻薬を使わないっていうことに心の中では反対していたわけでしょう。

そうだと思います。

なんで使わないんだろうってずっと思いながら一緒にチームで回ってたっていう……怖っ。

（笑）

医師からしてみたら、言ってくれよって感じじゃない？

（医師が）孤独になっちゃうと思うんだよね。

孤独だよね。

一生懸命考えて色々説明して、あーでもないこーでもないってやってさ、後になって仲間に後ろからバーンって撃たれるわけでしょ。

そうですよ。

チームだからね。それはない。

医師に1人でやらせてて、終わった後に「いやぁ先生やっぱり鎮静剤を使った方がよかったんじゃないですか」って言うのは、チーム医療じゃないよね。でも、医師が色々検討しているのはチームの中でもカンファとかで話されていたと思うんだよね。そうすると、その時にそのチームがどんな風に関わっていたのかが問題。日常的にこういうことを言われてなかったってことだよね、こうやって質問してくれるってことは。たぶん医師が悩んでることに対してあまりみんなが一緒に考えてるっていう感覚はなくて、自分が1人でやっていたっていうような思いで先生がいるのかなって。

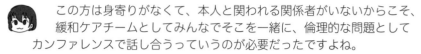

 この方は身寄りがなくて、本人と関われる関係者がいないからこそ、緩和ケアチームとしてみんなでそこを一緒に、倫理的な問題としてカンファレンスで話し合うっていうのが必要だったですよね。

たしかに。患者さんが医療用麻薬について了承を得てくれないっていう視点じゃなくて、患者さんが苦しい、助けてって呼吸苦の緩和を求めているにも関わらずそれが叶わない、それは倫理的にいかがなものかという風にカンファレンスにあげるっていう視点ですね。

そう。倫理カンファレンスっていう感じだよね。倫理的な問題かなって私は思うから。

患者さんをどう説得するかっていう風な形でカンファレンスにもっていくとすごいことになっちゃうから。ただそれによって不利益を生じているんだよっていう視点がないと、ちょっと怪我するカンファレンスになっちゃうなと思ったんですよね。

患者さんが苦しい、助けてって言ってるんだけど麻薬は嫌だと。じゃあどうするのかっていうこと。倫理原則＊1だとね、善行と自律の対立なのかなってちょっと思ったんだけど。最近だと、倫理コンサルテーションチームっていうのを置いている病院もある。主治医が、倫理的問題についてそのチームに相談できるの。そうすると緊急性があるとバッとチームの人が来て、一緒にカンファレンスしてくれるんですよ。倫理コンサルテーションチームとして登録されているさまざまな分野の人たちが、その問題に合わせて話し合ってくれる。ただ、この質問者の場合は緩和ケアチームの医師だから主治医ではないんだよね……主治医はどうしてたんだろう？

（質問には）主治医は出てこないですね。

自分が主治医ではないケースの倫理的な問題っていう風に捉えるのだったら、そういうカンファをもうちょっと拡大させて、他の人の意見を聞く。自分だけで悩んでいるっていうところも、辛いかなって思

＊1 倫理原則とはビーチャムとチルドレスが提唱した「医療倫理の4原則」のことで、倫理的問題に直面したとき、医療者がどのように対処するべきかの指針になるものである。4原則とは「自律性の尊重」「無危害」「善行」「公正」である。「自律性の尊重」とは、患者が自律的に物事を決定し、行動できることを尊重することである。「無危害」は患者に危害を加えないこと、「善行」は患者が考える最善をつくすこと、「公正」は患者には常に平等・公平に対応することとともに、医療資源を平等に提供することも含まれている。

JCOPY 498-05738

うよね。患者さんに家族がいないからこそ特に、自分だけじゃなくて倫理的なカンファレンスにして、もう少し開いて他の人の意見を聞くっていうのはありかなって思う。

 そうですよね。

 そうしないと辛いよね。

 主治医もいたし、病棟の看護師もいたわけでしょ。チームの看護師だけじゃなくて。

 たぶんね。

 病棟の看護師が一番、「苦しい、助けて」っていう患者さんの声を聞いているはずだから。

 これ、病棟の看護師も見てるの辛いよね。

 指示があっても、モルヒネじゃないから。

 どうしてたんだろう。

 どうしたんだろうね。酸素増量とかじゃない？

 患者さんが一番困ってると思うけど、でも病棟の看護師にしてみたら、これ地獄なわけですよ。夜勤とかで「苦しい苦しい」って言われた時に、有効な手立てがない。

 眠れないでしょうからね。

 だから今思うと、緩和ケアチームの看護師のこの発言って、もしかしたら病棟ナースの意見も反映している可能性があって。看護師同士ではそういう話をしていたかもしれないな。

 でも、なぜ医師に言わないんだろう？

 関係性が悪いのかしら？

 いやいや、そこまで言ってないですよ、私は（笑）。他の医療者情報の記載がないだけなのかもしれないですけど、少なくないですか？

やっぱり他の人を巻き込んだ方がいい。緩和ケアチームだけでは対応できないかなって思う。病棟のナースもいるし主治医もいるし。

 1人で抱え込んじゃいけないケースだと思いますよね。

 そうだね。

 そうなの。だから、より後から言われて衝撃を受けてしまうわけでしょう。それをもうちょっと患者さんが生きている間に色んな人の意見聞いて、例えば「楽になる薬だからちょっと使ってみようっていう風な説明したらどうですか」とかっていう話が出て、じゃあそうかなって、もしかしたら色々な人と話すなかで思ったのかもしれないし。

多方面から光を当てる

 なんだか、この医師は1人で闘ってませんか？

 そうだよね。

 説明しても患者さんが嫌だっていうことについて、実はこういう経緯があってとか、こういう勘違いをしてて、とかを誰か他の人は聞いているんですかね？

 ナースは聞いているんじゃないかな。

 ナースは聞いて記録をしていたけど、医師が突っ走っちゃったってことですか。これは、医師が1人で闘うと痛い目みるパターンだと思うんですよね。

 それはどういう意味ですか？

 心理士的に言うと、麻薬はなんとなく怖いという、この「なんとなく怖い」が一番厄介だと思うんですよ。前に家族が麻薬を使ったら1日で亡くなっちゃったとか、麻薬ってやったら一生やめられないんでしょとか、そういう風に言ってくれれば、おそらく正しい説明ができて納得してくれると思うんですけど。でも、なんとなくだと次の一手を医療者が打ちにくいんだと思うんです。そういう時に心理士が使う文言としては、「麻薬を使ったらどのようになるイメージがありますか？」といった相手に語らせる質問をする。そうすると違う情報を得られること

JCOPY 498-05738

があります。それは医師がやってもいいし、ちょっと投げかけてみるから、ポロッと言ったらその言葉をカルテに書いておいてねと、病棟の看護師さんとか緩和ケアチームの看護師さんにお願いするとか。色々聞いておいてねって投げるんじゃなくて、仲間に入れる作戦で、「君を頼りにしてるよ」って巻き込むようにしておかないと、医師1人で闘える問題じゃないし、患者さんに正確な情報を与えたところで、意味をなさない。

 そうだよね。「なんとなく怖い」って人は説得できないってことだよね。

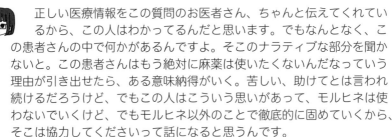 正しい医療情報をこの質問のお医者さん、ちゃんと伝えてくれているから、この人はわかってるんだと思います。でもなんとなく、この患者さんの中で何かがあるんですよ。そこのナラティブな部分を聞かないと。この患者さんはもう絶対に麻薬は使いたくないんだなっていう理由が引き出せたら、ある意味納得がいく。苦しい、助けてとは言われ続けるだろうけど、でもこの人はこういう思いがあって、モルヒネは使わないでいくけど、でもモルヒネ以外のことで徹底的に固めていくから、そこは協力してくださいって話になると思うんです。

 普通なら、看護師は患者さんに聞いているんじゃないかな。呼吸困難で苦しいならモルヒネどうだろうって医師から話していたとすると、看護師とも話している可能性があるよね。「先生が話したみたいにお薬使う手もあるよ」とかは、そのつど言ってると思うんだよね。その時に、なんで怖いのかとか、絶対聞いているんじゃないかな。それ聞くのが看護師だから。その情報をカンファレンスとかすれば出てきた可能性はないかなと思って。

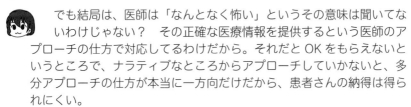 そうだと思います。医師の仕事の範疇を超えてっていうと、言い方が強くなっちゃいますけど。

 でも結局は、医師は「なんとなく怖い」というその意味は聞いてないわけじゃない？ その正確な医療情報を提供するという医師のアプローチの仕方で対応してるわけだから。それだとOKをもらえないというところで、ナラティブなところからアプローチしていかないと、多分アプローチの仕方が本当に一方向だけだから、患者さんの納得は得られにくい。

 そうそう。

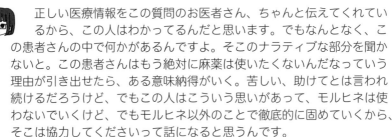 色んな方向からアプローチすることで、じゃあやっぱり使ってみようかなってなった可能性がないのかなと思う。だから、緩和ケアチームの看護師には後出しはしてほしくなかったというのがある。医師

が困ってるなら、チームとしてやってるんだから後から言うのは看護師として他の方向から光を当てるって役割を果たしてないって思うから。その意味で、もっと他の人たちも巻き込んで、多方向から見てみる道はあったかもしれない。

医師は決して「オールマイティな存在」ではない

 この医師は、何に悩んでいるんですかね？

 「同じような方に出会った時にどうしようかと悩んでいます」と書いていますね。

 同じような方に出会った時には、1人で対応しようとせずにもっとできるだけ他職種を巻き込んでください、っていうのが回答かな。

 この医師は正しいことやってるわけじゃない？

 やってますよ。

 ただ、医師の正しいやり方だけでは限界があるっていうこと自覚された方がいいんじゃないかな。

 言葉が強い。

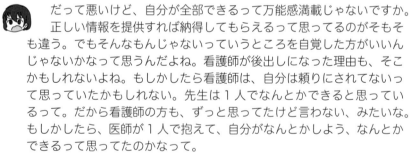 だって悪いけど、自分が全部できるって万能感満載じゃないですか。正しい情報を提供すれば納得してもらえるって思ってるのがそもそも違う。でもそんなもんじゃないっていうところを自覚した方がいいんじゃないかなって思うんだよね。看護師が後出しになった理由も、そこかもしれないよね。もしかしたら看護師は、自分は頼りにされてないって思っていたかもしれない。先生は1人でなんとかできると思っているって。だから看護師の方も、ずっと思ってたけど言わない、みたいな。もしかしたら、医師が1人で抱えて、自分がなんとかしよう、なんとかできるって思ってたのかなって。

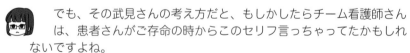 でも、その武見さんの考え方だと、もしかしたらチーム看護師さんは、患者さんがご存命の時からこのセリフ言っちゃってたかもしれないですよね。

 言ってたのかな？　質問には「亡くなった後で」ってあるよ。

JCOPY 498-05738

だから、それが耳に痛く入ってきたのが、亡くなった後なのかもなって。

 ご存命の時から言ってたけど、耳に入ってない？

 そうなのかもしれないなって、ちょっと思っちゃいました。この医師の話だけだと、見えない部分がちょっとありそうだなって、今の話を聞いてると思う。

 本当にチームの看護師が後からそんなこと言うかな？って、思いますよね。

 病棟の看護師が言うんだったらまだわかるんですけどね。

 もう言えない雰囲気になってたとか。ちらっと言ったけど、聞いてもらえなかったみたいな感じなのかな。

 「そんなの無理だよ」みたいな風に言ったことを本人は覚えてなくて、でもチームの看護師としては「あの時も言ったのにな」と思っている可能性がちょっとあるなと思って。

 だから、自分だけでなんとかならない問題はありますよと。

 言葉が優しくなってきましたね。

 でも、やっぱり医師って自分でなんとかしようって思う気持ちが強いし、人には頼らないっていう感じがあるかなって思う。

 人には頼らないんですか？　頼りたくないんですか？　頼っていいことを知らないんですか？

 自分がリーダーシップをとらなきゃいけないって、常に思っているっていうのはある。

 それを聞いてると、主治医みたいだなって思っちゃう。チームのドクターでしょ？　コンサルトをする側なのに突っ走っちゃってるっていうのはなんか……。

 そうよね。

 気になるんですよ、この「正確な医療情報を提供しましたが」とかね。「説得をいただけるような機会もありませんでした」とか「何が正解だったか」とかね。コンピュータのマニュアルじゃない。相手は人間なんだから。

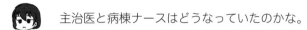 主治医と病棟ナースはどうなっていたのかな。

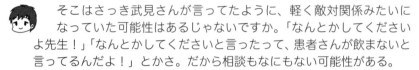 そこはさっき武見さんが言ってたように、軽く敵対関係みたいに
なっていた可能性はあるじゃないですか。「なんとかしてください
よ先生！」「なんとかしてくださいと言ったって、患者さんが飲まないと
言ってるんだよ！」とかさ。だから相談もなにもない可能性がある。

そのやり取りはあったかもね。だから、緩和ケアチームの看護師も
それは病棟の看護師と話していたと思うよ。

そうだと思います。だからすごく「あんなに苦しい思いをさせるな
ら本人には内緒にしてモルヒネや鎮静剤を打ってあげてもよかった
のではないか」の一文に違和感があります。

だから、病棟の看護師の思いも入っている言葉なのかなって思った
り。「なんとかして」って言われてて、そのやり取りがあった。

私はやっぱり、他職種が気になってしょうがないんですよ。食事を
どれくらい食べてて栄養士さんの前ではどういうこと言ってたとか、
リハビリやってたらリハビリの時はどんな人だったのかとか、お薬のこ
とだったら薬剤師さんが関係していたと思うんですけど、薬剤師さんが
説明に行った時にはどんな反応が返ってきたのかとか。

往々にしてあることだけど、やっぱり先生１人でやらなくていいで
すよって。他の人を入れてくださいよ。

一番には、やっぱりチームの看護師を頼ってほしいなとは思いまし
た。正確な医療情報を提供したときに、自分としてはちゃんと伝え
たつもりだったけど、ナースからみたらどう思うとか、どう見えたか、
とかね。

たぶん、そういうコミュニケーションは……。

なさそう。

やっぱり孤立しているのかなぁ。

しているような気がします。でも、本人はすごく一生懸命に本当に
真面目にやってるから「なんで？」って思ってるような気がするん
ですよ。

そうだよね。

JCOPY 498-05738

でも、そういう人にもっと頼っていいんだよってざっくり渡しちゃうとたぶん「え、どうすればいいの？　わからない」ってなってしまうと思うので、自分が説明した時に看護師に一緒に入ってもらって、看護師さんの意見としてはどうだったかなど他の視点とか意見をもらうっていうのをまずはしてみる。もっと他の職種にも聞いてみようかなってなるかな。このままだと、同じような患者さんに出会った時にまた同じことになるじゃないですか。

 そうだよね。味方を増やすことが大事。

「ありがとう」と言えると、相談が増える

まず、チームの看護師と連携を取る。

病棟の看護師をもうちょっと巻き込んだらいいんじゃないかな。1人でやらなくていいから、看護師にもうちょっとナラティブな部分を任せればいい。医師は、正確な医療情報伝えてもらえればそれでいいわけだから。じゃあ伝えたその後の反応どうだったんだろうっていうところは、看護師に任せて、「ちょっと聞いてみてくれない？」でいい。

説得っていう言葉を使うんだったら、1人で説得しようとしなくていい。しかもまず、ご家族とかじゃなくて医療関係者とやろうよって思います。まず身近な味方から情報をもらう。

私も説得しなくていいのかなって思うんだけど、患者さんの「なんで」を聞く量が少ないのかなと思う。

だから「なんとなく怖い」って答えられちゃう。でも正直、医師としてはそこまででいいのかなって思って。

いいと思いますよ。その「なんとなく」をもうちょっと紐解いていくのは看護師でいいと思う。そこをやってもらう。

対患者さんとどうするかっていうより、まず対看護師とどうスクラム組んでくかというところの方が必要な視点な気がします。

医師は正確な医療情報を伝えて、例えば患者さんが麻薬についてどんな風に思っているかというイメージやナラティブな部分は看護師が聞き出すのが得意ですよ、だからそこは看護師に任せて、看護師から患者さんがどうだったか、何を言っていたか様子を聞く。たぶん、看護師も相当困ってたんじゃないかな。

私もそう思います。

 その「困っている」を緩和ケアチームの看護師が言えなかったのか。

 医師対患者さんとだけが納得を得る道じゃない。患者さんが看護師さんと話してるうちに、「じゃあ怖いけど1回ぐらいやってみようかしら」って言ったら、「先生！」って看護師さんに呼んでもらうとかね。看護師さんはそこの橋渡しをするのが一番得意な職種だから、本当に自分で解決しなくていいんだけどなって思う。でも、まじめな先生なんだと思うから応援したい。

 同じような方に出会った時は、今言ったみたいにしてもらうのがいいかな？

 そう。この相談をくださった先生に対しては、看護師さんが情報くれたらめちゃくちゃ褒めましょうと。「さすが！俺じゃ聞けなかった。ありがとう」って言う。

 そんなこと別に言わなくて全然いいけど。

 もっとね、情報をくれるようになります。

 そう？

 私はやってます。

 なんとなく怖いって言うから聞いてみたけど、こう言ってましたよって言ったら、あぁそうなんだって言ってくれれば全然いい話だから。看護師はそれを聞くのが仕事だからね。

 でも助かる、とかありがとうっていう一言は、人として言った方がいいと思います。

 まぁね。

 そういう時にありがとうございますとか、助かりましたって言うと、看護師さんは「あ、この先生に伝えていいんだ」って思うから、どんどん言ってくるようになるじゃないですか。たぶん、看護師もこの医師に対して、自分から相談しちゃいけないと思ったところがあるんじゃないかと。相談を受ける側だと思ってるんでしょうね。

JCOPY 498-05738

コミュニケーションの問題。

 そんな気がする。そうじゃなかったら、緩和ケアチームの看護師が
こんな非常識なことを後から言わないですよ。

 そういう背景要因が色々あった可能性はあるね。

 そうね。「ちょっと頼むよ」という風に頼りにして、フィードバック
がきたら「ありがとう、助かりました」って伝えるだけでも変わり
ますから。

 全部自分でやろうと、できると思わない方がいいっていう。できな
いことありますよということですよね。

 自分でやるんじゃなくて、味方をたくさん作ればいいと思います。

 それぞれ得意分野があるということがわからないんだろうね。自分
の得意なところだけでは対応できないことが出てきちゃってる。

 良い学びじゃないですか。限界を知るということは。

 医師という職種の限界を知るっていう学びね。

 西先生、何かコメントありますか？

 巻き込む、オープンにするっていうのはいいと思う。

 倫理的にね。

 そう、それもある。だから、もし倫理コンサルテーションチームみ
たいなのがあるんだったら、そういう第三者の人に入ってもらって
オープンにする。みんなで話し合おうっていう風にすればいいと思う。

 みんなで話して決めて、一回ちょっと「楽になる薬だよ」って言っ
てやってみようかってなるなら、それはそれで納得がいくよね。

 みんなで決めました、というのが大事なんだよね。そうじゃないと
お互い責め合うみたいになってしまうから。

 同じチームの中で責め合ってるから、この先生は辛くなっていると
思うし。看護師だってすごいストレスだと思いますよ。病棟の看護
師もそうだし。苦しい苦しいって言ってる患者さんをみている看護師っ

て、かなり辛いからね。

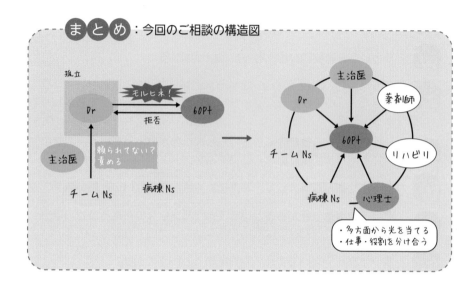

まとめ：今回のご相談の構造図

Dr. 西の視点と考察

　医者が常にリーダーを担う時代は終わった、と思います。

　「そもそもそんな時代はなかった」なんて声も聞こえてきそうですが、私が医者になった 15 年くらい前では、「すべてが医者の考えのもとで動く」のは当然であるかのように教育されたものです。

　しかし現代、医療が複雑化・高度化している中で、医者がすべての役割をこなすどころか、全方位の司令塔になることさえ困難となってきました。医者はあくまでも「キュア」の専門家であり、「ケア」の専門家である看護師たちとはそもそも役割もアプローチも異なるのです。

　ここで、キュアとケアについては少し解説をしておきましょう。キュアとは、「科学技術を用いて相手の客観的状態を変化させ、患者の苦しみを和らげ、無くす援助」のこと。一方でケアとは、「関係性に基づき、関

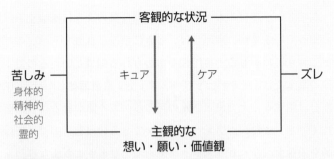

図 主幹と客観のズレから生じる苦痛と、ケア・キュアの関係性

係の力を使って患者・家族の主観的な苦しみを和らげ、軽くする援助」のことです。

　そもそも、人の苦しみというのは「客観的な状況」と「主観的な想い・願い・価値観」のズレによって生じる、という考え方があります。例えば、「腕の骨を骨折した」という時、それは「客観的な状況」です。しかし、その時の患者さんの「主観的な想い・願い・価値観」は当然のように「折れていなくて、自由に動かせる腕」のはずです。そして、この間にズレが生じているから、そこには「腕が痛い」、「このまま腕が治らなかったらどうしよう」、「腕が使えないから仕事もできない」、「こんな腕の自分は役に立ててないのではないか」といって苦しみが生まれてしまうわけです。

　それに対し、医者がその技術をもって折れている腕を治す（つまりキュアをする）ことができれば、それは「客観的な状況」の方が「主観的な想い・願い・価値観」の方に近づくので、苦しみをなくすことが可能になります。

　しかし一方で、全身に転移したがんなどの疾患の場合は、「客観的な状況」を「主観的な想い・願い・価値観」に近づけることは困難な場合があります。ではそういったときに、「主観的な想い・願い・価値観」の方を、「客観的な状況」の側に近づけることができれば、折れた腕を手術するのと同様に、患者さんの苦しみをゼロにすることができるでしょう

か？　ケアというのは、もう使い古された言葉のように医療現場にあふれてしまっていますが、実際には、ときに手術に匹敵するほどのパワーを持っており、だからこそ専門性を求められる領域といえるのです。

　実際の臨床では、医者が行う「キュア」と、看護師などが行う「ケア」の両方を併用することで患者さんの苦しみが取り除かれるように努めているはずです。また、ケアを行うことができるのは看護師だけではなく、薬剤師や栄養士、リハビリスタッフや心理士などさまざまな専門家、そして非医療者においては家族はもちろんのこと、友人やアーティスト、居酒屋のおばちゃんなど含めて多くの方々が自分たちのやり方で「主観的な想い・願い・価値観」を動かすことを試みています。このように、キュアとケアを取り巻く構造は院内にとどまらず院外まで含めると、医師一人が把握できる限界を超えて大きく広がっていることもわかるでしょう。

　これからの時代は、誰か一人が患者さんにアプローチするのではなく、病院内外の資源を生かして、ネットワーク全体で患者さんを支えるようになっていきます。これまで、「点」で患者さんを支えていた時代から「網」で患者さんを支える時代へと変換されてきています。医師も、その地域資源の歯車のひとつにしか過ぎなくなっていることを謙虚に受け止め、でも一方で、自分の役割をしっかり果たせる歯車になれるよう研鑽が必要ということです。そして、それはもちろん他の専門家たちにも言えることです。

JCOPY 498-05738

4 家庭内での治療方針の違いに揺れる家族

今回のご相談

（40歳代家族）

夫ががんを患って療養している家族のものです。夫は、2年前に大腸癌が見つかって手術をしたのですが、3カ月前に肝転移で再発と診断されてしまいました。病院の先生からは抗がん剤治療を勧められ、治療効果によってはその後に手術を受けて完治の可能性もあると言われたのですが、夫は「私は抗がん剤治療は受けません。○○クリニックでの食事療法とサプリメントで治します」と答えました。私も主治医の先生もびっくりして、いろいろと説得したのですが結局のところ標準治療を拒否し、その病院からも追い出されてしまいました。実は、同居している娘（20歳代）が夫にそのクリニックを勧めたようで、家庭内で「夫・娘」が結託して、私を除け者にしているように感じてしまいます。私としては、夫にはきちんと標準治療を受けてもらって、病気を治してほしいと思っているのですが、最近はその話題に触れようとすると夫が怒り出したり、私をあからさまに避けようとして、家庭内の雰囲気はどんどん悪くなってしまいます。誰も味方がおらず、このままだと夫が死んでしまうのではと考えると夜も眠れません。私はどうすればよいと思いますか？

武見
こういう方、よくいますね。

福島
お子さんは娘さん以外におられない、3人家族ということですね。

ご主人は、治療するのが怖かったんだろうね。だから娘さんの話が甘く感じられて飛びついたのかなって思う。

娘さんも、SNSとかで徹底的に調べられるような年齢ですからね。とりあえず私は、病院から追い出した医師に対してちょっと物申したいのですが、いいですか？

西
でも、治療病院の場合は、うちで治療しないんだったら通ってはもらえないっていうのはあるよ。

あるよね。

○○クリニックに通うなら、そのクリニックが主治医になるんだから、僕はもう必要ないよねって普通はなるよ。

でも、追い出されたって書いてありますよ。

それは奥さん側としての見方だから。

患者さん自身が拒否しているのだから。その病院では治療しない、って宣言しているのに来てもらってもね。

専門医としては、できることがないと思うだろうから困るんだろうね。

まずご主人の気持ちとして、再発が見つかった時に、2年前に手術したけど医療で治せなかったじゃんって気持ちになりますよね。肝臓に転移もしているじゃないかって。相談者からしたらご主人なわけですけど、患者さんの心理としてまずそこがありますよね。それを、今度は手術じゃなくて抗がん剤治療をしましょうって言われても、いや医療で治せなかったしって。それで、娘がせっかく調べてくれた○○クリニックの食事療法、サプリメントがありますから結構です、こっちも治療だしとなる気持ちはすごく自然ですよ。ご主人がおかしいわけでも、それを一生懸命調べてきてくれた娘さんがおかしいわけでもないんだ

よってことは、知っておいてほしいなと思います。

 私は、ご主人の再発っていう衝撃がやっぱり強いんだと思うんですよね。

 私もそう思います。

その、やっぱり治らなかったという衝撃から立ち直れない。大腸癌で手術をできたというところまではまだよくても、再発はまた衝撃が強いという研究もありますよね。そうすると、その再発という衝撃の時に、治療するか、抗がん剤を使うかどうかというところは、なかなか受け入れ難いのはあるかなと思うよ。抗がん剤に怖いイメージがあると、民間療法、代替療法のような違う方向に走る人は、過去にも何例も見てきた。ご主人の背景要因として、衝撃と怖さ、恐怖心があると思う。そこはなかなか、説得はできない。そこで「標準治療を！」って言えば言うほど、悪化していく。

 頑なになっていくと思います。

 だからどうすればいいのかっていうとだけど……。結論から言えば、あまり奥さんから本人に色々と言わない方がいいのかなって。

 そうなんですよ。同じように思いました。

時間を少し置くしかないのかな。ちょっと見守っていくしかないのかなって。そしてご主人に対して、敵じゃないということ。敵対関係になるとさらに悪化すると思うから。それには、不本意かもしれないけど、今の夫の状況をある程度受け入れて見守っていくしかないのかなと思う。ただ私も、標準治療を受けた方が延命できる可能性が高いと思うから、受け入れるってむしろ命を縮めていることになると思うんだけどね。これ、説得難しい……。

 説得できないと思います。

 できないよね。ご主人の心理はそんな感じなのかなと思うけど、娘さんの心理はどうなんだろう？

 今どきの 20 歳代ぐらいだと、病院で医師に説明されてることよりもネットの情報の方が正しいって思っちゃうと思います。現代の情報社会のなかで、自分で調べに調べてやっとお得な情報を得るっていう時代に生きてる人たちなので。だから、医師はこう言うけど本当はこうやって調べるとがんにいい治療っていうのは食事療法となんとかサプリ

メントなんだよとなりやすいとは思う。娘さんも善意 100% でね。

 そうだよね。だからご主人の心理的な状況と娘さんの善意が合致してるっていうことなんだね。

 ただ思うのは、やっぱり夫婦だから、このご主人のことをよく知ってるのは相談者である奥さんということ。奥さんから見てご主人ってどういう人なのかなと。元々理路整然として科学的に理性的に話す人が、いきなり民間療法やりますって言われるとギョッとするけれど、元々ふわふわしていて、人の意見に流されやすいタイプなのかとか、どんなご主人なのかなっていうのが気になりますね。なぜかというと、ご主人がどうして目の前にいるお医者さんじゃなくて、娘さんが勧める食事療法、サプリメントで治すって言ったのかというナラティブな部分は、この場合は奥さんが一番情報を持っているわけですよね。そこの部分が知りたいなと思いますね。

 なんでこの奥さんよりも娘さんの言うことを信じるんだろうって思うよね。

 ご主人としては否定されてる気分になるわけですよね。再発というショックがあって、抗がん剤よりも娘が仕入れてきてくれた情報があるのに、医者と仲間になって標準治療やらなきゃって言われるから。

 衝撃を受けたことを奥さんにわかってもらえていないっていう思いがあるのかな。奥さんは、医師と一緒になってとにかく治療しなきゃっていう方向に行っている。だけど自分はすごくショックで抗がん剤は怖いと思っているのに、その気持ちの部分が置き去りになって奥さんには伝わらないっていう気持ちがあるのかな。でも娘の方が、もしかしたらそこをわかってくれるような何かがあったとか。

 ご主人の立場からは、奥さんはお医者さんと結託してるように見えるわけですよね。奥さんからすると、ご主人と娘が結託してるように見えるけど。でも患者さんはご主人なので。

 説得できないとすると……。

 治療うんぬんのところは、一旦置いてほしいなとは思うんですよね。どんな思いを感じてるのかという、夫婦にしか共有できないところを共有すればいいんじゃないかなと思って。

 再発と言われてショックだったよね、とか。

 私も同じ気持ちなんだよ、とかね。

JCOPY 498-05738

そこの共有がないと、ご主人としてはわかってもらえてないという
感覚になる。

家族の歴史と力動に目を向ける

 すごい不思議なのは、なぜ夫婦なのに相談しないのかというところ。

 なんで娘となのかなってね。

 「私も主治医の先生もびっくりして」って書いてるから、夫はもう自
分が主治医の先生に言うこと決めてきたけど、それを妻に言ってな
かったっていう話だから。奥さんからしてみたら、「え、何言ってん
の？」って。診察室の場面で突然言ったわけでしょ。
　その前に娘と話をしてて、娘の言ってることが正しいと思っていた
としても、医者に会う前に「娘からこう言われたけど、お前どう思
う？」って、夫婦だったら普通は相談するんじゃないのかなって思うん
だけど。

 批判されるってもうわかってたからですかね。

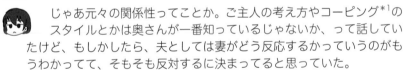 じゃあ元々の関係性ってことか。ご主人の考え方やコーピング*1の
スタイルとかは奥さんが一番知っているじゃないか、って話してい
たけど、もしかしたら、夫としては妻がどう反応するかっていうのがも
うわかってて、そもそも反対するに決まってると思っていた。

 言わずにいた可能性がありそうですよね。

 すごく不思議だったのが、娘としても、両親が仲たがいしていたら、
仮にお父さんの味方だとしても、「お母さんもうちょっとお父さん
とちゃんと話した方がいいよ」とか言わないのかなって思ってしまう。
家庭の中でどんどん奥さんが孤立していってしまうよ。

 そもそもの家族の関係性がちょっと違う形というかね。おそらく、
西先生がいったような感じが普通だと思う。

---

*1 コーピング coping とは、ストレス反応への対処行動を指す。英語で、問題
に対処するという「cope」という言葉から派生した概念である。

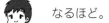 でもたぶん、そもそもの家族力動*2がそうなんじゃないんですか。例えば気弱なご主人とその性格に似た娘とかになると、結託しやすいですよね。2：1だったら奥さんと戦えるって知ってるわけだから。

なるほどね。だから、元々の家族関係が今回のことが取っ掛かりになって表面に出てきた。今までは表面化せずになんとなくうまくバランスが整っていたことが、がんになって再発したことで、ちょっとバランスが崩れて、今の状態になってると思う。でも、もう今回だけは、自分の思う通りにさせてもらうというご主人のささやかな抵抗、意志なのかなと思うと……やっぱりそのままいく？

ご主人その人を見てほしいなって思う。なんでかっていうと、この奥さんは「大腸癌で、肝転移に再発が見つかった人」っていう風に見てるじゃないですか。そういう人は標準治療をお医者様に従って受けるべきである、という色眼鏡で見てるから。がん再発患者、そして医師の言うことに従わない人、標準治療を拒否した人みたいな、全部を色眼鏡で見てる。ご主人自身を見てない気がするんです。

なるほど。

そうすると、武見さんが一番最初に言ってたように、2年前にがんとわかった時、だいぶショックだったと思うんです。だってたぶん、40歳代でしょう。大腸癌が40歳代で見つかってさらに再発が見つかるって、すごいショックなことです。その中で、さらに奥さんに夫としてではなくて、がん患者で標準治療にのらない人なんて見方されたら、口をききたくなくなりますもん。

このご主人としては、泣きたいよね。たぶん、すごく感情をわーって出したいけれども、家庭の中では出せない。それで治療を「受けろ受けろ」って言われたら、自分の気持ちの持って行き場がないよ。だから、そこは好きにさせてくれっていう風になっちゃうのかなって思った。たぶん、今までそういう風にしてきた歴史が家族としてあるんだろうね。

 少なくとも20年以上はあるでしょうからね。

 そうするとどうすればいいんですか？　わからない、私。

---

*2 家族を1つの集団として捉え、今顕在化している問題が家族集団の中でどのように関連して起きているのかを見る視点[1]。

逆にひびが入ったのなら、修復するチャンスですよ。ピンチはチャンスですよ。

 そうね。もう徹底的に話し合うとか？

 話し合っちゃいけない気がします。この奥さんはご主人に対して意見を色々と言ってると思います。でも、ご主人の意見はどこまで聞いてるのかな？

 ご主人の話を聞くということ？

 はい。一旦聞くことだけに徹して、ご主人がどんな思いでいるかを知った方がいいような気がします。娘さんも20歳代でお父さんががんになってショックを受けて、手術で治ったと思ったらまた再発ですと聞いて、しかも転移もありますって言われたら、またすごいショックだと思いますから、娘さんも本当一生懸命やってるんだと思うんですよね。

 みんなもう気が動転しちゃって。

 そう。たぶん夫と娘vs奥さんで、どんどん頑なになってるでしょうから。

 奥さんが言えば言うほど膠着状態が強くなって、夫と娘の結託が強くなっていく。奥さんは、しばらく見守る方がいい？

 それは一つありかもしれない。だってその話題に触れようとすると夫が怒りだしたり、あからさまに避けたりするんだから。

 そう、今はね。その衝撃が少し和らいできて、もうちょっと落ち着いてから何かアクションを起こす。「話を聞くよ」とか。「どんな気持ちでその薬を使おうとしてるの？」とかっていう風に、歩み寄っていかないと。今は何か言ってもさらに悪化する。これ、一回本当にご主人が気持ちをわーって発散できる場があったらいいなって思った。男の人はなかなか泣けなかったりとかして、でも本当はここは泣いたり怒ったりできるチャンスなんだけど、その気持ちをずっと抑え込んだまま今に至るみたいなイメージがこの人からすごくしてね。……うーん、この旦那さん、一回泣かしてみたいな。

 出たー！武見さんの「一回泣かしてみたいな」、いただきました（笑）。

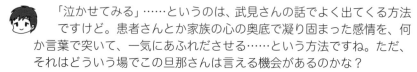「泣かせてみる」……というのは、武見さんの話でよく出てくる方法ですけど。患者さんとか家族の心の奥底で凝り固まった感情を、何か言葉で突いて、一気にあふれださせる……という方法ですね。ただ、それはどういう場でこの旦那さんは言える機会があるのかな？

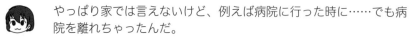やっぱり家では言えないけど、例えば病院に行った時に……でも病院を離れちゃったんだ。

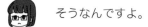そうなんですよ。

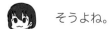でもなんとかクリニックさんだったら、口先の良いことしか言わないだろうから、そういう心の奥底を突くようなアプローチはできないでしょうね。

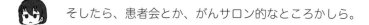そうよね。

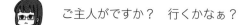「治りますよ」とか言ってる。絶対言ってる。

そしたら、患者会とか、がんサロン的なところかしら。

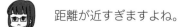ご主人がですか？　行くかなぁ？

そうだよね。でも、看護師と接触する機会がほしいな。家族ではなくて他人だから言えるということがあるし、こちらからも揺さぶりをかけたいなって思うんだよね。「今まで手術受けてどうでしたか」とか、「今回転移が見つかって、その時どんなお気持ちでしたか」とかを尋ねていって、それにどう反応するかというところとかね。まずそこを出さない限りは先に進まないのかなと思う。それは、奥さんにはちょっと無理だし。

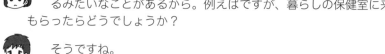距離が近すぎますよね。

むしろ家族だから言えないと思う。あえて他人の看護師だから聞けるみたいなことがあるから。例えばですが、暮らしの保健室に来てもらったらどうでしょうか？

そうですね。

JCOPY 498-05738

質問の「どうすればいいと思いますか」の答えとしては、まず暮らしの保健室*3の話をご主人にちょっとするとか、リーフレット置いてくださいとか？

まずは、関係をちゃんと修復することからじゃないですか？

たぶん、奥さんは先に「ここに行った方がいいって言われたわよ」って言っちゃいますよ。

でも、関係修復するって言っても長年のベースがあるのに、どうすればいいの？

一回がん患者さんってことは忘れて、日常生活を丁寧に暮らしてみたらと思います。

そうそう。そうなんだよ。

1人の夫として、パートナーとしてね。

「死んでしまうかと考えると夜も眠れません」って言ってるぐらいだから、愛してはいるんだと思う。

愛する男性、同居人、パートナー、配偶者として、ちょっと一緒に過ごしてほしいなと思います。がんで再発が見つかって標準治療をしてくれないからもう死んじゃうんじゃないかって焦ってるから。それは、奥さんは誰かに話を聞いてもらった方がいいと思うんですよ。奥さん自身が落ち着くために、カウンセリングでもいいし暮らしの保健室でもいい。どちらかというと、奥さんもカウンセリングに行った方がいいかなと思うんです。夜眠れなくなっちゃってるぐらいだから。ただ、奥さんの対応としては、ご主人をがん患者さんだっていうことじゃなく接する。その家族力動の中で、夫が何かやってくれたことに対してありがとうって言うとか、家事についてもご主人を思っての何かをしてみるとか。ここでね、「貴方の好きなご飯作ったわ」とかになっちゃうと、それは食事療法やってるから火に油を注いじゃうので、そこだけは食事療法やってる人として見た方が怪我は負わないかなと思うんですけど。新婚の頃に何をしていたかとかをちょっとでも思い出した方がいいと思います。

---

*3 「暮らしの保健室」とは、地域で、体のことや病気のこと等、ちょっと気になること、誰に相談したらよいかわからないと悩んでいることを、気軽に医療者に相談できる場所のことである。全国にさまざまな形態の保健室があり活動を行っている。

その食事療法っていったら、家族も協力しなきゃいけなくなるから、「どんな感じなの？」とか、「私も何か協力できるかな？」とか。そういう歩み寄りはできるかもね。

そうそう。敵じゃないよってことを知ってもらわないとね。気持ちとしては焦っていても、奥さんはその焦ってる気持ちをちょっと他のところで聞いてもらって、家ではごく自然に、病気がわかった2年前よりもっと前の状態のように過ごしてみる。

奥さんには家の中では味方がいないわけだから、奥さんは外にサポートを求めて思いを聞いてもらう。おそらく、そうやって支援を受けることで、奥さんが少し家の中でできる力を高めていくことは有りかな。

そうですよね。奥さんが考えてることは、全く変なことじゃなくて誰でも思うことだし、愛するご主人に標準治療を受けてほしいという気持ちはわかる。ただ、ご主人の気持ちに立つと、今そこを怒られてしまうとすごい恐怖の言葉に感じちゃう。「標準治療を受ければ、まだ手術が間に合うかもしれない」と言われるのは、すごく怖いことだから。ちょっと一旦、がん患者さんとして見るんじゃなくて、1人の夫として見てみる。同じように、代替療法を勧めてくる娘という色眼鏡で見るんではなくって、いつも通りの娘として見る。そうして三者の関係で過ごしてみたらいいんじゃないかなと思うんです。そこからじゃないと見えないものがあると思います。

奥さんの家族の中での役割、奥さんが外で受けた方がよいサポート……。いい感じに分解できてきましたね。

がん患者さんであるご主人のその当事者の気持ちと家族の気持ちは違うから。ここを家族側が当事者の気持ちを変えようと介入しない方がいいなっていうのは、見ていてすごく思うんですよね。あくまでご主人のご病気で、ご主人が決定をするものだから。それで、そのご主人が標準治療できるのにしてくれないという、家族は家族なりの悩みがある。いきなりそこを混ぜ合わせようとしちゃうと、たぶん奥さんの心が怪我しちゃう。奥さんは奥さんで辛いですから。だから奥さんは、奥さんを守ってくれる人が必要で、家族内ではなくて第三者、できれば友人とかではなく専門家がいい。友人も必要だと思いますけど、ご両親とか関係が良い兄弟姉妹がいるなら、家族に相談してみるのもありかなと思います。

いや、そこは家族だとまたちょっと複雑な状況になってしまって奥さんや患者さん本人へのプレッシャーに繋がる可能性があるから、

JCOPY 498-05738

専門家のところに行った方がいいんじゃないかな。

うん、そこは専門家の方がいいと思う。

この場合、追い出された病院に例えば「がん相談支援センター」とかがあったら行ってもいいんですか？

それいいかも。がん相談いいかもね。

ただ、心理的なことがちゃんとできる専門家がいいと思うな。この状況を、病状と切り離してね。

家族力動とかを考えられる専門家に行った方がいいですね。

そうそう。それで待てる人。待てるというか、この状況は待つしかないんだと腹をくくれる専門家じゃないとダメ。

心理士ですね。任せてください。心理士は待つのが得意です。

これ、普通に考えたら焦りますよ。放っておいたら本当に死んでしまうという奥さんの心配してる通りになるのはわかってることだから、そっちに目を向けてしまうと「早く夫を説得しないと！」みたいな方向に行くのが普通。そこを専門家だったら、今はとにかく待つときなんだって腹をくくれる。それは専門家じゃないと無理だと思う。

それは心理士の得意分野です。

これは本当に焦れば焦るほど悪い方向にいっちゃうから、やはり待つしかないのかな。

元々の家族力動とかを一緒に考えてくれるっていう点でも、やはり心理士がいいと思います。

そうだね。

なんでここまでご主人のことを大事に思っているのかとか、そこの根底の部分も心理士は聞きますしね。

そうそう。しかも最後の質問が、「私がどうすればいいのでしょうか」だからね。「夫はどうすればいいか」じゃなくて、「私はどうすればいいか」だから。

そうだね。自分がどうしたらいいかっていうところに視点がいってるところがすごく前向き。

そう、素晴らしいと思います。夫をどう説得すればいいですかじゃなくて、私はどうすればいいのかって。

 そこは心理士が入りやすいポイントかなって思う。

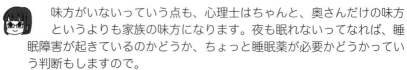 味方がいないっていう点も、心理士はちゃんと、奥さんだけの味方というよりも家族の味方になります。夜も眠れないってなれば、睡眠障害が起きているのかどうか、ちょっと睡眠薬が必要かどうかっていう判断もしますので。

 それで、結局この「どうすればいいと思いますか？」という問いに対しては……。

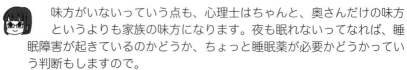 そこで、さっき提案したみたいに「カウンセリングに行ってください」と奥さんに言うと、「え、私カウンセリングに行くような人なの？」となっちゃうので、私ならまずそこへのハードルを下げたいです。そういう時に、「私は心理士ですけど、睡眠のこととか、奥さんご本人のことも聞くし、ご家族のこととかの話を聞くのも専門的に学んでいる心理士さんが多いので、ちょっとハードルは高いかもしれないですけど、近くでカウンセリングとか臨床心理士とか検索していただくといいんじゃないですか」みたいに提案すると、ちょっとハードルが下がるかな。ただカウンセリング行ってくださいって言うと、何をしてくれる人かわからないので、ご主人と娘さんとどう接すればいいかとか、そういうことも相談できるとか、行ったらどういうメリットが得られるかをちゃんと言わないと、来てくれないかなと思う。家族関係をみるのは大体どの心理士もできるので、大丈夫だと思います。看護師さんの方からはどうですか？

いいと思います。私は、最初に言ったけどご主人をちょっと泣かせてみたいな。本当に辛いだろうなって思う。辛いまま頑張っているのだろうなって思って。大腸癌の手術に加えて夫婦関係。手術をするとなった時に、元の夫婦関係のままとはいかなくなったとかもあり得るかもしれないしね。もしかしたら男性としてのプライドとかも揺らいでいる可能性もあるし、セクシャリティのことが絡んでいる可能性もなきにしも非ずかなってちょっと思ったんですよね。この2年間についても、手術は受けたけども、もしかしたら色々辛い思いもされてきたかもしれない。しかも、肝転移ってなった時には、相当辛い思いを抱えているんだろうなと思う。自己肯定感とか自己を尊重する気持ちとかがすごく下がっている可能性がある上に、転移となって、衝撃を受けている。それを誰にも言わずに、傷ついているままずっと今まで来ている可能性があると考えると、本当に辛いだろうなって思っちゃう。そういうのを「誰

JCOPY 498-05738

かがわかってくれる」という体験をしてない可能性があるから、どんど
ん苦しくなっていってしまう。

再発はしんどいですよね。がんが見つかるということだけでも相当
な衝撃なのに。

手術の内容によっては排泄のことが変わったりとか、本当にプライ
ドに関わる変化がある。

傷つくような状態になっている。

そこを受け入れるっていうところがまず大変だという状況もあった
かもしれない。それはわからないけど、そこを話してもらえないか
なとね。そこをちょっと突っついてみたいなっていうね。

武見さんが聞いたらめちゃくちゃ突っつきそうですね。いいツボを
押しそう。

聞いてもらって、あぁわかってもらえたなっていう感覚を少しでも
持ってもらうと、また変わってくる可能性がないかしら……って、
看護師的には思っちゃいますけどね。

それを看護師さんにしてもらえると、医療者との道がまたできるの
かなって思いました。まさに、橋を架けるではないですが。

奥さんも味方がいないけど、夫も味方がいないと思いますよ。

そうですね。

誰も味方がいないというのは、この家族全体に通じている感覚なの
かなと少し思ったりね。

みんな孤独ですよね。娘さんもどう思ってるのかわからないし。

娘さんも必死なんじゃない？

必死だと思います。就職したばかりとかの可能性もありますからね。
まだまだ親孝行はこれから、というところで。

そうですよね。じゃあ奥さんは心理士とカウンセリングですね。

心理士は怖い人じゃないので。

それを、「どうすればいいか」の答えにしますか。

 はい。

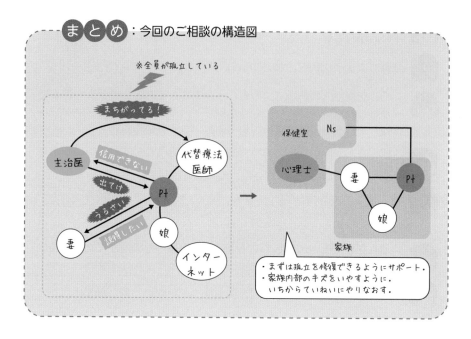

まとめ：今回のご相談の構造図

※全員が孤立している

まちがってる！

信用できない

出てけ

うるさい

説得したい

主治医

代替療法
医師

Pt

妻

娘

インター
ネット

保健室　Ns

心理士　妻　Pt

娘

家族

・まずは孤立を修復できるようにサポート。
・家族内部のキズをいやすように。
　いちからていねいにやりなおす。

Dr. 西の視点と考察

　本文中でも欄外で少し解説しました「暮らしの保健室」ですが、ここ
でもう少しくわしく解説させてください。

　「暮らしの保健室」とは元々、新宿で訪問看護師をしていた秋山正子さ
んが、高齢化率が50％をこえる戸山ハイツという団地の一角に「地域の
よろず相談所」として立ちあげた場所が始まりです。学校にある「保健
室」が、ちょっとしたケガや、お腹が痛いといった体調のことだけでは
なく、「今日は何となく授業に行きたくない」「担任の先生には言えない

JCOPY 498-05738

表　暮らしの保健室がもつ6つの機能

①健康に関する「相談窓口」
②在宅医療や病気予防について「市民との学びの場」
③受け入れられる「安心な居場所」
④世代を超えてつながる「交流の場」
⑤医療や介護・福祉の「連携の場」
⑥地域ボランティアの「育成の場」

①～③の機能を持ち、地域特性や開設者の特性によって④～⑥の機能にも発展していくもの、とされている。その中でも③の機能を持つことが大切。
(秋山正子.「暮らしの保健室」の始め方. コミュニティケア 2019 年 6 月臨時増刊号)[2)]

悩みがある」といったときにも、学生の「居場所」として存在していたように、「暮らしの保健室」もまた、病院に行くには敷居が高いちょっとした悩みを抱えていたり、また特に用事がなくてもふらっと立ち寄れて、お茶を飲みながら看護師やボランティアスタッフと気軽に話せる場として機能する場所となっています(表)。団地の入居者に限らず誰でも予約なしに無料で利用でき、戸山ハイツは 3,000 世帯をこえる大型団地ですが、一人暮らし世帯も多く、暮らしの保健室で定期的に開かれる食事会には「みんなで食べるご飯のおいしさ」を求めて、多くの方が訪れています。秋山さんが 2011 年に新宿で始めたこの取組みは全国的に共感を呼び、今では 50 カ所以上にも広がってきています。

　川崎で、私たちが始めた暮らしの保健室も、この新宿の暮らしの保健室を参考にしたもので、まちの中の居場所となれるよう 2017 年から活動を続けています。

　暮らしの保健室の大切な点は、「相談窓口」というより「居場所」であることにあります。「相談窓口」は、私たちが予想している以上に敷居が高いのです。それは、対面した相談員に「自分の心の中にある悩み」を、言語化して伝えなければならない、という難しさにあります。「悩んでいることがあったらいつでも相談して」と言うのは簡単ですが、実際にそれを具体的に口にするのは難しいものです。「何か言葉にはできないけど、

胸につかえる苦しいものがある」という段階で、相談窓口の敷居をまたげない人が意外と多いということを知っておかないとなりません。これは、ある自殺予防をしている精神科の医師に伺ったことですが、本当に明確な理由を口に出せないけど「死にたい」と言う人たちがいるそうなんです。特に若年者に多いとのことですが、そこには「言語化できない苦しみ」が存在していて、それに対して居場所となれる存在が必要なのではないかと考えています。

「我々が調べうる限り、本当に何の原因もないのだけど『死にたい』という人もいて。そういう人は、精神科的診断名もつかないんですよね。『死にたい』病としかいいようがない。そう簡単に死に向かって行動するわけでもないんだけど、冗談では言っていないよな、ってこともわかる。それで、何年かに1回くらい、ヒヤッとするような自殺行動を起こすこともある。だから、ずっと前から死にたいと思っていたという人が存在することは間違いない」

　理由はないけど死にたい、と願う人たち。自分でも理由がわからないし、わからないがゆえに、苦しいとか助けてほしいとかも言い出せない中で、死に向かっていく人たちもいる。

（中略）

「ただ、自殺をしたいという意思を示してくれれば、『あなたが死にたいほど苦しんで、追い詰められているってことを、私は知っている』という、その証人にはなれる。もしよければまた次も、話を聞かせてくれるかなっていうね。何も問題は解決しないんだけど、その人が生きていたことの証人にはなれるような気がするんです。誰も証人がいない人生よりも、少なくとも一人でも生きていたことの証人がいる人生のほうが少しはましじゃないかなと思ったりするんですよね。僕らは万能ではないし、解決できない問題もいっぱいあるので……」

（西智弘. だから、もう眠らせてほしい. 晶文社. 2020）[3]

JCOPY 498-05738

　もちろん、暮らしの保健室さえあれば、自殺したいと思うほどの苦しみを解決できるわけではないですが、解決できなくても一緒にいることはできます。一緒にいて、少し話をして、それでよい方向に向かうかもしれないし、向かわなくてもそこに一緒にいたという跡は残る。そういうことに、意味があるのかもしれないと思うのです。

　暮らしの保健室は、さまざまな専門家が滞在していることが多いですが、川崎では医師・看護師・臨床心理士のほか、栄養士や鍼灸師、化粧療法士などが日替わりで出てきています。暮らしの保健室にふらっと立ち寄って、コーヒーを飲みながら、映画や音楽の話をしていたかと思えば、「死にたい」と口にも出せる、そんな場所。その人の形に応じて、専門家たちが関わりながら一緒の時間を過ごす。そんな場所を私たちは作ってきています。

　また、暮らしの保健室を利用できるのは患者さんや家族だけではなく、専門家にもその幅を広げようとしています。「人を支えようとする人にこそ、支える人が必要である」との言葉もありますが、専門家には専門家にしかわからない苦しみを抱えている場合も多いのです。そんな時に「暮らしの保健室に行けば、専門家が一緒にコーヒーを飲んでくれる」となれば、それによってまた明日から頑張ろうと思える人がいるかもしれません。

家庭内での治療方針の違いに揺れる家族

4

参考文献
1) 中島義明、他、編. 心理学辞典. 有斐閣. 1999.
2) 秋山正子. 「暮らしの保健室」の始め方. コミュニティケア. 2019年6月臨時増刊号.
3) 西智弘. だから、もう眠らせてほしい. 晶文社. 2020.

5 緩和ケアチームの関わり方に違和感を覚える他科医師

今回のご相談

（30歳代医師）

急性期病院の呼吸器外科医として働いています。受け持ちの患者さんの件で、緩和ケアチームにコンサルテーションをお願いすることが時々あるのですが、コミュニケーションがうまく取れず悩んでいます。例えば呼吸苦のある患者さんについて、カルテに「モルヒネかフェンタニルを投与しておいてください」とだけ書かれても、こちらとしてはどの薬をどのような量や順番で始めればいいのかがわからず苦労しています。研修会でフェンタニルテープはいきなり貼ってはいけないと習ったのはよいものの、どの薬を使い始めてどのタイミングでフェンタニルに帰着するのが普通なのか？　がわかりません。緩和ケアチームの方々は専門家だからわかるのでしょうけれども、もう少していねいにご指導いただきたいものです。

意味あるコンサル、意味ないコンサル

福島

これは、どちらかというと緩和ケアチームに対する苦情ってニュアンスですね。

武見

そうね。でもこういうのって、チームには言えないけど心では思っている人は多いんだろうね。

そうだと思います。こういう話、よく聞きますよ。

 直接、電話をして緩和ケアチームに聞いてみれば……とも思うけれど、コミュニケーションがうまく取れず悩んでいるのかな。この薬のことだけの問題じゃないですよね。

 うん。薬のことは、例えばってことだね。

西

 全般的なコミュニケーションのことですね。

 どういうコンサルテーションなんですかね。カルテ上でしかやらないんでしょうか。「カルテに書かれちゃう」って書いてありますよね。

 緩和ケアチームが直接、薬は処方しないってことでしょう。

 私、以前ある病院の緩和ケアチームに研修に行かせてもらった時には、直接処方はできないけど、でも何を何 mg っていうのはちゃんと書いてくれていましたよ。

 ひどいところだと、「回診しました」しかカルテに書いてない病院とかあるよ。

 患者さんの顔は見たよーってだけですよね。

 いやいや、それじゃあ患者さんとコンサルティ（依頼者。この場合は呼吸器外科の先生）にとってなんの価値があるの？

 チームの医師がやる気がないところだと、看護師が電子カルテの掲示板とかに具体的な指示を書いちゃったりしてるみたい。でもそれって、いろんな意味で危険でしょう？　そんなチームだったら、病棟スタッフだって頼れなくなってしまう。

 そりゃそうですよね。そんなんじゃね。

 でも、チームの看護師としては仕方なくやっている。やらざるを得ないんだけど、それが間違っているってことを誰もチームに指摘できない。

 チーム看護師も、良かれと思ってやっているから、自覚できないのかもね。

 そう、だからね、チームって何なのって私は思ってね。私はずっと、緩和ケアチームっていうのは患者さんにとっても大切なんだけど、

病棟の看護師とか、他のスタッフにとってもメリットが必要と思ってたんだよね。だけど、「依頼してもメリットがないチーム」って思われているのに、本人たちが気づいていないのって致命的じゃない？　全国に、そんな緩和ケアチームが蔓延しているんだと思うと……。

それは怖いよね。

この前、ある研究会で発表している師長さんがいたんだけど。当直師長の立場でラウンドしていた時に、ある患者さんが苦しがってるって報告があったんだって。それで、看護スタッフに病状を尋ねたら、「肺癌の末期って言われている患者さんなんです」と。とりあえず今日は当直医に対応してもらうとして、「明日以降どうするかね。緩和ケアチームは入ってますか？」って聞いたら、その看護師たちが急にモジモジし始めて「いやー……、緩和ケアチームに依頼するほどのことじゃ……」とか答えた。そこで、「いや、でも苦しんでるんでしょ？　何かお薬とか使ってるの？」って聞いたら、「麻薬はまだ使ってない」って言ってたのかな。「でも、終末期で苦しがってるんでしょ？　明日にでも、主治医の先生にも言って、コンサルテーションかけるとか、してみてもいいんじゃない？」っていう話をしたそうなんだけど。でもね、スタッフは最後までそういう感じじゃないって言うわけ。「え？　あぁ……」みたいな感じだったんだって。

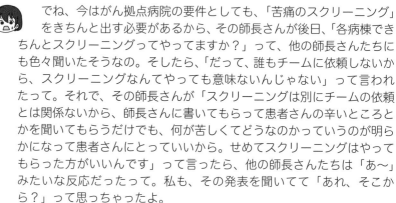

緩和ケアチームには依頼したくない、っていうのが全面に出てますね。

でね、今はがん拠点病院の要件としても、「苦痛のスクリーニング」をきちんと出す必要があるから、その師長さんが後日、「各病棟できちんとスクリーニングってやってますか？」って、他の師長さんたちにも色々聞いたそうなの。そしたら、「だって、誰もチームに依頼しないから、スクリーニングなんてやっても意味ないんじゃない」って言われたって。それで、その師長さんが「スクリーニングは別にチームの依頼とは関係ないから、師長さんに書いてもらって患者さんの辛いところとかを聞いてもらうだけでも、何が苦しくてどうなのかっていうのが明らかになって患者さんにとっていいから。せめてスクリーニングはやってもらった方がいいんです」って言ったら、他の師長さんたちは「あ〜」みたいな反応だったって。私も、その発表を聞いてて「あれ、そこから？」って思っちゃったよ。

以前、緩和ケアのスクリーニングの講演とかでも話題になっていたけど、スクリーニングそのものは QOL を上げることはない、って研究結果があるそうなんです。だから、スクリーニングを単に実行する

JCOPY 498-05738

だけではダメで、「そのスクリーニングの結果を緩和ケアの専門家がきちんと評価して、必要に応じて別の専門家にもつないでいくことで初めて QOL が向上する」って結論だったんですけど、僕はそれを聞いて意味がわからなかったんですね。「スクリーニングを実行して、設定したカットオフ値に引っかかるような苦痛の表出があって、それを適切な解決手段につなげない」なんてことがあるはずないじゃないかと。でも、今みたいな話を伺っていると、本当にありそうですね。

 でもね、その発表していた師長さんの結論にも驚いちゃって。「だから今後、院内できちんとチーム医療が回るように、がんの集学的教育プログラムを立ち上げて、専門的ケアが届くように教育していきます」って。私、椅子から転げ落ちそうになったわよ。だって、どう聞いていても、そもそも臨床の現場がそこまでいってないじゃない。痛みのコントロールについてのチーム依頼もしてない、スクリーニングはチームに依頼しないからやらない、みたいね。その認識のレベルの現場に教育の内容が高度過ぎませんか？　って。グラグラしてる足場に高い塔を立ててるようなものじゃないかって見えて。

 また「教育さえすれば解決できる系」か。

チームと主治医・病棟看護師はそもそも対立構造を作りやすい

 どうしてそんなに「緩和ケアチームに依頼したくない」が発生するんだろうね。

 何でだろう。礼儀作法の問題？

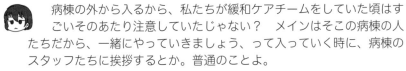 そっちなんだ。

病棟の外から入るから、私たちが緩和ケアチームをしていた頃はすごいそのあたり注意していたじゃない？　メインはそこの病棟の人たちだから、一緒にやっていきましょう、って入っていく時に、病棟のスタッフたちに挨拶するとか。普通のことよ。

 それは普通だよね。

 普通なの！だけどね……。

僕は、「こんにちは、緩和ケアチームでーす」って三河屋さんみたいな感じでやってたけどね。

 「どうも、三河屋です」ってやつ。

 でも看護師が1人で回ってる時とかもあるでしょ？ チームの回診の時は緩和ケアチームですって来るんだけど、そうじゃなくてふらっと回っている時もある。その時にね、例えば「私はもうこの病棟のこと熟知してるから」って態度で、いきなり色んなところを勝手に開けだすみたいなことをすると、スタッフは「は？」みたいな感じになるじゃない。

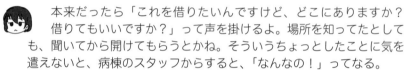 そりゃそうですよ。

 本来だったら「これを借りたいんですけど、どこにありますか？ 借りてもいいですか？」って声を掛けるよ。場所を知ってたとしても、聞いてから開けてもらうとかね。そういうちょっとしたことに気を遣えないと、病棟のスタッフからすると、「なんなの！」ってなる。

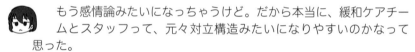 それはそうだ。

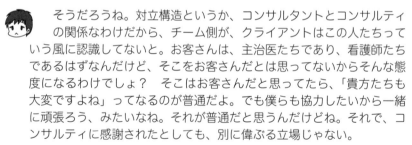 もう感情論みたいになっちゃうけど。だから本当に、緩和ケアチームとスタッフって、元々対立構造みたいになりやすいのかなって思った。

 そうだろうね。対立構造というか、コンサルタントとコンサルティの関係なわけだから、チーム側が、クライアントはこの人たちっていう風に認識してないと。お客さんは、主治医たちであり、看護師たちであるはずなんだけど、そこをお客さんだとは思ってないからそんな態度になるわけでしょ？ そこはお客さんだと思ってたら、「貴方たちも大変ですよね」ってなるのが普通だよ。でも僕らも協力したいから一緒に頑張ろう、みたいなね。それが普通だと思うんだけどね。それで、コンサルティに感謝されたとしても、別に偉ぶる立場じゃない。

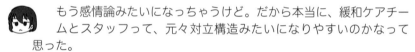 チームって、自分がやってる時はなかなか客観的に見ることはできないけれど、違うチームを見た時に「あぁ、これは……」って思うのね。そもそも相談、コミュニケーションの乖離が起きやすい、障害が起きやすいっていうところがある。あとは、コンサルティの方がある意味ちょっと卑屈になるわけじゃないですか。教えてもらわなきゃいけないっていうね。そこをそういう風に思わせないようにやっていくっていうのは必要だと思う。

JCOPY 498-05738

まず、共感してほしい

ここでの問題ってたぶん、3つあると思う。まず、一つ目は緩和ケアチームという構造の問題ね。僕らが緩和ケアチームでやっている時も、他の病院から転院してきた患者さんたちに、「私たち緩和ケアチームです」って挨拶にいったらすごいボロクソ言ってくる患者さんとかいたじゃないですか。「お前らもあいつらの同類か」みたいな感じでね。「前の病院ではただ単に、ゾロゾロ来てペチャクチャ喋って、またゾロゾロって帰っていくやつらだった」と苦々しく語って。「あいつら何しに来てるのかわかんない。結局別に処方も変わることないし、痛みは取れなくて苦しいまま。また次の日も来て、なんかペチャクチャ喋ってまた帰っていくって。それで全然俺の苦しみはいっこうに良くならない」って言ってね。そんなことがあったんですかってなる。そういうコンサルテーション型ってやつにちょっと限界があるという問題が1つある。

もう1つは、この相談者の先生の文章にも「丁寧に」と書いてあるように、コンサルティが具体的な行動に移れるような文章をカルテに書かないとならない。「こういう処方を出したら次こうなると思いますので、こうなったら次こうしてください」とか、「この場合はこうするとよいと思います」とか、ある程度フローチャートを描けるように文章を書く。じゃないと、自分が逆の立場のときに、「手術しといてください」みたいに言われてるようなもんでね、いや、どうやればいいのかがわからないから聞いてるんだけど、ってなるじゃん。「相手の立場に立って」っていう言葉は好きじゃないんだけど、普通にコンサルテーションを受けた立場として、きちんとその人が具体的な行動ができるように書くっていうことが、一般的に足りないんじゃないかな。

あと1つは、自分が逆にコンサルテーションを求める時にいつも思うことは、まず共感してほしいってことなんですよ。いきなり上から解決方法をドーンってね、「こうすればいいじゃないですか」って言われると、精神的にしんどい。先生のおっしゃることはたしかに正論かもしれないんですけど……みたいなね。最初のところで共感を……共感ってたぶん色んな言葉があって、「大変だね」って言ってほしいわけじゃなくて。「大変だね」も人によってはいいんだけど、それはやっぱり上から目線を感じてしまう。一度、コンサルティの目線まで下りてきてほしいんだよね。言葉にするなら、「いやこれはたしかに難しいね」とかね。

「自分も悩むなぁ」とかね。

そうそう。「これ悩むね。確かにこういうのよくあるよね」とか、「いや〜、これ患者さん痛がってたでしょう、先生も悩んだでしょう」

5

緩和ケアチームの関わり方に違和感を覚える他科医師

とかね。そうしてまず連帯を最初に作ってほしいんですよ。じゃないと、いきなり上から「こうすればいいんじゃないですか」って言われると、「本当にすみません。もう相談しません」とか、「もうそれ以上何も言ってくれなくていいです」とか、そういう気持ちになってしまう。

カンファレンスをするという「システム」に落とし込む

そうするとこの質問だと、チームの先生達に直接それが言えればいいけど、じゃあ相談者さんはどうすればいいんですか？　例えばね、「モルヒネ何 mL をとりあえずやってみてください」という風に書かれていれば、この相談者さんにとっての丁寧になるのかな。でも今、西先生が言ったみたいに、「大変ね。患者さん痛いよね」とまずは共感してもらいたいっていうことが、相談者さんが言う「丁寧なご指導」の中に入ってるのかなってちょっと思う。そうだとすると、「モルヒネ何 mL やっといてください」って言われた時に、それでこの人は満足するのかな。この人はどうすればいいのかな？

そうだね。

理想のコンサルテーションの形はあると思うし、今先生が言ったみたいにやってくれたらそれは本当にベストだと思う。だけど、受け手としてどういう風にそれを引き出していったらいいかと考えると、もうちょっと詳しく教えてくださいって食いついていくのがいいのか。そこはどうなんですかね？

心理もどっちかって言うと、コンサルテーションを受ける側にいるじゃないですか。「この人、死にたいって言ってるからどうにかしてください」とか、そういうザックリとしたものが来るので、絶対に依頼した人に電話をするんですよ。まずこっちとしてはその依頼の内容の意味がわからないから、「どういうことで困ってますか」っていう風に聞く。すると、「いや死にたいって言ってるから、もうこれは心理の先生がやる仕事だと思ったから回しました」みたいな。でもそれだと心理士側も困ってしまうんですね。まず、患者さんが何に困ってるかがわかっていない、そのせいでコンサルティ側はどんな相談をしたいのかもわかっていない、って事例が本当に多いんです。ただ、依頼を受けた時点でそれを言ってもしょうがないなと思うので、「じゃあ患者さんがどうなったらいいですか？」って聞くんですけど、そうすると今度はコンサルティ自身が困っている、って言葉がだーっと出てきて、元の質問はそれに覆い尽くされてしまう。結局よくわからないから、次は病棟の看護師に聞

JCOPY 498-05738

いても「よかった、心理士さんが来てくれて。いつも死にたいって言ってるんです」って。言ってること医者と一緒じゃん、ってツッコみつつ「患者さんはどうして死にたいっておっしゃっているんですか？」って聞くと、「『いやもういいんだよ、死にたいから死にたいって言ってんだよ！』って。困ってるんです」みたいな（笑）。どうして死にたいって発言してるかっていうのを、医師も看護師も聞こうとも思ってない。この相談者からの質問では、緩和ケアチームにどういう依頼をしたかわからないですけど、「呼吸苦があります」だけだったら、やっぱりコンサルするとき困っちゃうなって思います。どうなんですか？

そうだよね。

この質問の医師にも「診立て」があるんだと思うんです。呼吸器外科医なんだから。プロフェッショナルなのに、それでも呼吸苦は取れない。だから、苦しみと痛みの専門家の緩和ケアチームに相談しようって思っている。しかも「フェンタニルテープいきなり貼っちゃいけないって習ったし」とか、すごい勉強されてるじゃないですか。それだけに自分の思いが絶対あるから、それを緩和ケアチームと話せるといいなと思ったんですよね。このケースは、全然無知でわからないから教えてくださいっていう感じじゃない気がします。呼吸器外科で呼吸苦の相談をしているケースなので。

あとは、僕たちがやっていたみたいに、週に1回でも、緩和ケアチームの人たちを病棟に呼んでカンファレンスをやる。呼吸器外科だけじゃなくて呼吸器内科とも一緒にね。病棟によるけど。

カンファに入ってもらえばいいんだね。

そうそう。カンファに入ってもらったら、病棟看護師の意見とかも一緒に聞けるし。

どういうタイミングで苦しくなるかとか。

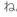

そう。「先生のおっしゃる通りモルヒネやってみたんですけど、こうなって……」とかって話したら、「じゃあ次こうしてください」とかね。

それは1つの解決策として、いいね。

コンサルティと緩和ケアチームが1対1でやりあわない方がいいかもしれない。

この相談してくれた医師ができることとして、「カンファに入ってもらう」っていうのは行動に起こしやすいかな。コミュニケーションがうまく取れないっていうのは、やっぱり関係性が少しはできていないとさらに難しい。そこ改善するといいなと思うから、週1回でも顔を合わせて、別に何もなくてもいるみたいな感じでするといいのかなって。

 いいと思います。

 カンファレンスをするっていう風に決めて、システムに落とし込んじゃえば、電話もしやすいじゃないですか。これがもし1対1の電話だと向こうに塩対応されると、もういいです、みたいになっちゃうってことが発生するから。とにかくカンファレンスっていうことにしちゃえば、そういうモチベーションがあろうがなかろうが、これはルールですからという風にできるし。別に医師が個人で動かなくても、例えば病棟のリーダーの看護師に「○○先生呼んでください」って言ったっていいわけだし。

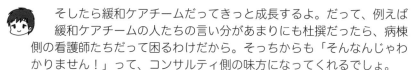 そうだよね。

1人でコミュニケーション取ろうと思ってるところを、他の職種と分散させてコミュニケーション取るっていうのはアリですね。

 そしたら緩和ケアチームだってきっと成長するよ。だって、例えば緩和ケアチームの人たちの言い分があまりにも杜撰だったら、病棟側の看護師たちだって困るわけだから。そっちからも「そんなんじゃわかりません！」って、コンサルティ側の味方になってくれるでしょ。

「夜、呼吸が苦しそうで全然眠れてなかったんですけどー」って看護師が言うとかね。

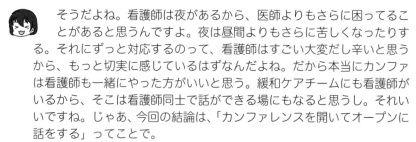 そうだよね。看護師は夜があるから、医師よりもさらに困ってることがあると思うんですよ。夜は昼間よりもさらに苦しくなったりする。それにずっと対応するのって、看護師はすごい大変だし辛いと思うから、もっと切実に感じているはずなんだよね。だから本当にカンファは看護師も一緒にやった方がいいと思う。緩和ケアチームにも看護師がいるから、そこは看護師同士で話ができる場にもなると思うし。それいいですね。じゃあ、今回の結論は、「カンファレンスを開いてオープンに話をする」ってことで。

JCOPY 498-05738

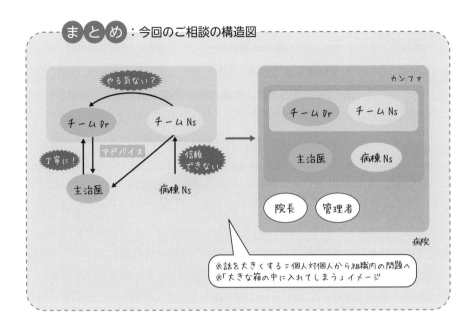

まとめ : 今回のご相談の構造図

やる気ない？

チームDr チームNs

丁寧に！　アドバイス

主治医　病棟Ns

信頼できない

カンファ

チームDr　チームNs

主治医　病棟Ns

院長　管理者

病院

※話を大きくする＝個人対個人から組織内の問題へ
※「大きな箱の中に入れてしまう」イメージ

Dr. 西の視点と考察

　今回の相談者への回答としては「カンファレンスを開いてオープンに
話をする」ということになりました。本来、変わるべきなのは緩和ケア
チームの側だとは思うのですが、「他人に変わってもらう」ことは、かな
り難しいことなので、相談に対する回答としては「この相談者がどう変
われるか／どう行動できるか」をお答えするのが王道ということです。

　ただ心配なこととしては、もしこの相談者の先生が「じゃあ、来週か
らカンファレンスを開くから、そこに緩和ケアチームのメンバーにも
入ってもらおう」と行動を起こしたとしても、緩和ケアチームの医師な
どが「何でそんなところに行かないとならないんだよ」とごねて、結局
はカンファレンスを開いた意義が薄れてしまうパターンも想定されます。

　では、そうなったときにはどうすればよいでしょうか。

　いまの問題の構造としては「呼吸器外科医個人と、緩和ケア医個人の

思いや利害がぶつかっている」と捉えられます。つまり、「1対1の対立関係で、どちらの主張にも解決の決め手がない」状態となります。そういったときに僕が採る常套手段は、「話を大きくする」アプローチです。つまり、「個人間の問題ではなく、組織の中の問題」へと格上げする。

　では、どのように組織の中の問題にしていくのかについてお話します。例えばこのケースの場合、緩和ケアチームの医師がカンファレンスへの出席を依頼されても拒否してしまう、という話でしたね。でも緩和ケアチームはそもそもコンサルテーションが仕事なわけだから、コンサルティが具体的に困っている事例について話し合いをしたいという依頼を出しているなら、正当な理由がない限りそれを拒否できないはずなのです。それでも個人対個人の交渉では拒否をするみたいな感じになるなら、もっと上の、例えば院長とか管理者とか組織の人たちに働きかけていきます。「緩和ケアチームがこういう風で僕たちは困っています。コンサルタントとして動いてほしいのに動いてくれないんですけれども、これは病院としてどのようにお思いですか？」……みたいなことを言っていく。その時はたぶん一瞬険悪になるとは思うのですが「向こうがそういう態度をとるんだったら、僕らも信頼して依頼ができません、これは病院全体の問題です」と。「そうすると、病院全体の依頼件数が減っていくっていうことは売上が下がるってことなんですけど、院長先生はどうお思いですか？」みたいなことを言っていくと、「あぁそれは困ったね」という流れになって、「組織の問題化」されていくということです。組織の問題化がされれば、緩和ケアチームのメンバーだって組織の一員なので、その指導には従う義務が生じます。逆に言えば、それでも組織が動かなければそれは組織そのものの問題だから、そもそもそんな職場で働き続けるべきか？　なども考えていく必要がありますよね。

　もちろん、このように「おおごとにする」アプローチは、できれば取らずに越したことはないのですが、埒が明かないときには選択肢のひとつとして考慮してみてはいかがでしょうか。実際に実行してみると効果はばつぐんですよ。

JCOPY 498-05738

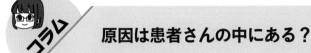

原因は患者さんの中にある？

日々の臨床の中で

「清潔ケアをさせてくれない」
「糖尿病があるのに、毎日お菓子を食べている」
「手術の必要があると説明したのに、やらないと言い張っている」

　など、患者さんに治療やケアの必要性を伝えたにも関わらず拒否された経験がある医療者は多いのではないでしょうか？
　実は我々医療者側には、原因と結果を直線的に考える癖があるのです。

　例えば、患者さんに点滴を拒否されたとします。我々医療者は患者さんに点滴が必要だと認識しているので、点滴の必要性を伝えて患者さんの理解を促そうとしますよね。しかし……

患者　「俺には点滴なんていらねえんだよ」

医療者　「でも、点滴をしないと体調が悪くなってしまいますよ」

患者　「もう死ぬからいいんだよ」

医療者　「そんなこと言わずに、やりましょうよ」

と堂々巡りになってしまう。
　この時「患者さんがケアを拒否する（原因）」から、「医療者が困ることになる（結果）」と考えていると、上記のような悪循環が生まれます。
　これは「直線的因果律」と呼ばれる考え方です。患者さんが点滴を拒否したということが問題の始まりだと捉えると、どうにか点滴をさせてもらえるまで正しい医療情報を提供しなくてはと、こちらも躍起になってしまいます。しかし、「点滴拒否」というのはあくまで出来事の一部で

しかありません。

　では、どのように考えればよいのでしょうか。「直線的因果律」の考え方に代わって、物事は原因にも結果にもなり得るという、「円環的認識論」という考え方があります。出来事を円環的に捉えてみると、実はこんなことが起きているのかもしれません。

　患者　「(この点滴、親父がやったら翌日に死んだんだよな……)」

　医療者　「○○さんおはようございます、これから点滴を始めますね」

　患者　「俺には点滴なんていらねえんだよ」

　医療者　「でも、点滴をしないと体調が悪くなってしまいますよ」

　患者　「(点滴したって、俺の親父は死んだじゃないか) もう死ぬからいいんだよ」

　医療者　「そんなこと言わずに、やりましょうよ」

　いかがでしょうか。患者さんの思いを知ると、先ほどと患者さんを見る目が変わっているご自身に気が付きませんか？

　患者さんは、ご家族やご友人が同じ治療をしていた経験があるのかもしれません。または、身近な人から「その治療法は危ないってネットに書いてあったよ」と言われたのかもしないし、治療を継続しても成果が見えずに苛立っているのかもしれない。家に帰りたいのに「点滴がある間は帰れません」と説明されてやりたくないのかもしれないし、針を刺す行為がただただ辛くて疲弊しているのかもしれない。

　患者さんが一言「点滴は嫌だ」と発する言葉の中には、色んな経緯や思いがあります。それに対して「必要ですから」、「昨日はやるって言ったじゃないですか」「やらないと治りませんよ」と直線的に返すのではな

JCOPY 498-05738

く、「なぜ点滴をしたくないと思ったのですか？」と患者さんがその発言をした理由や思い、経緯について耳を傾けてみませんか？

　すぐには答えてくれなくても、「この人になら話してみてもいいかもしれない」という関係性が築けるだけで、物事は円環的に回り始めるのです。

6 患者さん・家族の怒りに自信をなくした若手看護師

今回のご相談

（20歳代看護師）

外科病棟で働いている看護師です。コロナ禍で家族や友人との面会が制限され、病状が悪化してきても患者さんに会わせられないことが続いています。当院の場合は、亡くなる直前に個室に移し、短時間・少人数だけという条件で面会を許可してきましたが、その家族が後に COVID-19 を発症したとのことで、面会制限がより厳しくなりそうです。病棟へは、患者さんの容態を心配されたご家族からのお電話も頻繁に入るのですが、中には「家族が死ぬか生きるかって言っているときに、顔も見せないとかお前らは鬼か！」のように罵倒される方もおられ、私たちも心が折れそうな中で対応しています。もちろん、コロナ禍が今後落ち着いてくれば今の状況も緩和されることと思いますが、今後も同じような感染症が流行するたびに、このような思いをしなければならないのかと思うと、仕事を続けていく自信がなくなってしまいます。元気になってご自宅に帰られる患者さんの場合はまだしも、がんなどの終末期を看取る場合の対応を、皆さんはどのようにされているのでしょうか。

直線的因果律と円環的認識論

武見

これはね、がん患者さんをみている病棟でも同じですよ。

福島 コロナ禍関係なく起きる話ですよね。この、「家族が死ぬか生きるかって言っている時に顔も見せないとかお前らは鬼か！」ってこれ、コロナ禍だから言うセリフですけど、医療者にいちゃもんつける家族っていうのはコロナ禍だろうが何だろうがいる。この人はコロナ禍じゃなくても絶対医療者を罵倒するので。

そうですね。

ちょっとコロナ禍に惑わされすぎてる気がします。

でも実際こういう風に言う人もいるからね、電話とかでね。うちのスタッフは淡々と接してますけど。偉いなって思うよ。「病院で決まってるんで」みたいに、むしろ淡々と接してる。それで、私が「いまの電話、大変そうだったね」って声をかけたら、「そういう風に言われてこう返したんですけど、これで良かったですか？」と言うから、良かったんだよって返すの。でも、どうにか会わせられる方法を考えようって個室に移したり、というのはあったし、今もある。うちは今も面会制限はあるから……でも家族はそう思うよね。

コロナ前でも普通に会えて、例えば24時間緩和ケア病棟で会えていても、「なんだあのケアは」みたいな。例えば、あんなやり方したら骨折れちゃうだろうがとか、そういう言い方する人とかも全然いる。コロナ禍で自分たちが「会わせてあげられない」っていう後ろめたさに心が持っていかれすぎて、本来こういう家族ってたくさんいるよっていうことをちょっと忘れかけてる気がします。でも、ケアとかの指摘を受けると、「いや自分はしっかりやってるよな」って冷静になれて、「ご家族は、患者さんご本人とこれから死別を迎えるという状況だからそういう反応が起きてるんだな」って、いつものように判断できる。自分たちのせいでもない、家族のせいでもない、もちろん本人のせいでもない。コロナ禍で、面会ができないっていうどうしようもないところと、その自分たちではどうしようもできないところでも「やっぱり会わせてあげたい」って看護師は思うわけで。でも会わせられないっていう、自分たちの後ろめたさからこう思ってるだけで、多分この家族は患者さんに会えていても看護師にクレームを絶対つける。

そうね。看護師はやっぱり後ろめたいわね。会わせてあげたいっていうその気持ちがすごく強いから。むしろその、会わせてあげられないという気持ちはすごいあるんだろうね。

だからこれは、私がよく言う直線的因果律なんですよね。直線的に物事を考えてるから、会わせるか会わせないかっていう2択しかな

い。コロナ禍のせいで会わせられない、またこういう感染症があったら同じ思いするのか、だったら自分はもう続けられないかもしれない、っていう風にどんどんどんどん直線的に物事を考えるからこういう結果になっちゃう。それは違うと思う。コロナ禍じゃなくてもこの看護師さんは同じぶつかり方すると思います。「コロナ禍だから」が言い訳の言葉になっていないかな。

これは円環的認識論で考えると、どんな感じになるんですか。

例えば「この家族は、どうしてそういう風に会いたいって思うのかな」とかをまず考える。罵倒っていうか、結構怒鳴ってるんだと思うんですけど、今どういう気持ちで怒鳴ってるのかなとか。そっち側の、家族がその反応を起こしている背景を考えた方がいいと思います。医療者側が「会わせられない。あ、これは怒られても仕方ない」っていう風に固まっちゃうと、この相談者のように考えてしまうんだと思う。

なるほど。

家族は、それは会いたいですよ。会いたいし、こっちも会わせたいのは同じ思いだから、そこは逆に一緒なわけです。だから、そのうえで「ご家族とご本人の関係はどうなのであるか」とかを尋ねたり、考察していく。それだけ不安を抱えているのかなとか、本当にすごく家族のこと愛しているご家族さんなのかなとか。もうちょっと罵倒してくる人の背景というか後ろを見てあげないと、たぶん家族も傷ついて終わるし、こっちも傷ついて終わって共倒れになっちゃうと思う。だから、「会わせられません、会わせられません！」って言ったんだと思うんですよね。「病院で決まってますから！」って。

それは、どこの病院でもみんな言ってるんじゃないかな。

それよりも、「会えなくて辛いですよね、しんどいですよね」「今どんな思いで過ごされてるんですか」、「私たちが何か代わりにできることありますか」って言ったら、怒鳴ってこないと思うんですよ。

 ・

なるほどね。

これはやっぱりコロナ禍は関係ないと思う。だからこの相談者は、コロナ禍であろうとなかろうと、感染症がまた違うものが流行ろうと流行らなかろうと、そこの背景を見る訓練をしていかないと、いずれバーンアウトするリスクがありますよ。

 JCOPY 498-05738

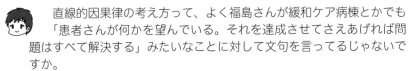

「何かをしたい」患者さんへの回答はひとつとは限らない

 直線的因果律の考え方って、よく福島さんが緩和ケア病棟とかでも「患者さんが何かを望んでいる。それを達成させてさえあげれば問題はすべて解決する」みたいなことに対して文句を言ってるじゃないですか。

文句は言ってないです。もっときれいな言葉にしてください。

「そんな単純な話じゃない」って。だから、「なんでそれを患者さんが望んでいるのか」とかをきちんと考える必要がある。よくある状況としては、患者さん本人が「家に帰りたい」って言ってるんだけど、容態が悪すぎて家に帰せないかもしれないと。だからなんとかして家に帰す方法っていうのをカンファレンスでみんな考えて、じゃあ1週間後に帰る準備ができましたって言っても、結果的にその退院日の前に容態が悪くなって帰れなくなった……とか、あるあるですよね。福島さんがよく言ってるのは、じゃあその時点で「ケアが失敗した」ってだけで終わっていいのか、みたいなことですよね。そうじゃなくて、なんで家に帰りたいのかっていうことを突き詰めて考えていったら、それは本当に緩和ケア病棟の中では達成できない話なのかと。だからそれをちゃんと背景を深めておかないと状況が変わった時に、直線的にAっていうことがあるからAを解決すれば「あ、OK！」っていう風にはならないっていう。それは、なるほどとは思うんだけどね。

だから家に帰って「何々がやりたい」って言われた時に、家に帰ることよりも「何々がやりたい」の方が大事だったら、それが緩和ケア病棟でできるのかできないのかって、また話が変わってくるじゃないですか。

 猫と会いたいとかね。

 「緩和ケア病棟に猫連れてこれますよ」、「えっ、そうなの？」ってね。

 そうそう。

 実はそれは、患者家族さんが知らないっていうこともよくあるので、それはちゃんとアナウンスしたのかって話になるわけです。

 たしかにね。

6

患者さん・家族の怒りに自信を
なくした若手看護師

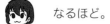 だからこっち側の会わせられないっていう思いで、「無理なんです。病院の規則なんです。私たちだって会わせたいけど会わせられないんですよ」みたいな。そうすると「お前たちに何がわかるんだ！」ってなっちゃうじゃないですか。

なるほど。

でも、それを円環的認識論を用いたアプローチを試みると、疑問に思われる方もいるみたいで、それはそれでびっくりするんだけどね。

どういう意味ですか？

例えば、ある看護師が患者さんを「家に帰してあげたい」って言っていていろいろと悩んでいるときに、「そもそもご本人は、なんでそんなに家に帰りたいって思ってらっしゃるんでしょうかね？」って尋ねると、「自宅に帰りたいって思うのは当たり前じゃないですか！」とか言われるから。

それはその看護師の価値観だからね。

「まぁそうかな？」みたいな感じになる（笑）。いやでも、僕はその背景を知りたいけどな、みたいな。

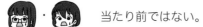　当たり前ではない。

なんで帰りたいのか、家に帰って何をしたいのかとか、背景を知りたいって僕は思うんだけど。でもそうやって聞いても「患者さんが家に帰りたい理由」を誰も知らないんですよ。

聞いてないんでしょ。

そうそう。

帰りたいって言ってることを叶えるっていうのが、ケアだって勘違いしている。

そうそうそう。

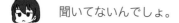 思考停止してるんですよ。だから、このケースの状況も同じだと思います。会いたいって言うのにそれを叶えられないから、そこで対応がスパって終わっちゃう。それで、家族にキレられてしまう。だって、ご家族だって無理だってわかってる。わかっていない人はいないと思う

JCOPY 498-05738

んですよ。それでもワンチャンあるかもと思って聞くわけでしょ。

先輩や師長の力を借りてもよい

 病院玄関に何度も来ちゃう家族がいて、私が師長として呼ばれるの
ね。それで1階まで会いに行って、「え〜大変ですよね、毎日来て
くださって〜」とか言って。「心配ですよね。でも病棟には上がれません
からね。今こんな状況ですよ」って、スタッフから聞いた情報を言う。そ
れで、「今度先生からお話ある時にまた来ていただきますから」と言うと、
じゃあ帰るよって言って帰っていく。「また来られたら、また私ここでお
話しますから」って言って帰ってもらったりして、それでこれまで怒ら
れたことはないですね。

そうでしょう。

玄関で対応している警備員の方が「あの方来たら、また呼んでいい
の?」って言うから、どうぞ呼んでくださいって。あの人が来たら
また私がいれば出ていきますからって。

たぶんその人のニーズは、本人の様子がわからなくて不安だって
いうこと。だから本当は、顔を見て自分の目で確認したいというの
があるんでしょう。でもそれを武見さんが、あーでこーでって毎日説明
してくれれば、それは大変だと思うんだけど、その人に関しては、そう
することでそこで終わって帰っていく。とりあえずニーズは満たせてる
という話だろうね。

会いたいという気持ちがね。

その、会いたい理由ですよね。状態がわからない、目に見えないと
いうことだから、そこは患者さんの代弁の役割を担うとか、そうい
うことをすればキレられませんよ。

私たちも、「あ、もう数日だな。1週間以内に息が止まるかもしれな
い」とかっていうのは大体わかる。その時は、ちょっと熟練してる
スタッフたちだと、個室が空いてたら少し移してもいいですかね、みた
いな話になる。それで、ご家族の面会を1人10分ぐらいで、みたいな
感じでプランニングするわけ。それを先生にも言って、一応許可を出し
てもらうの。それで「いいよいいよ」みたいな感じになると、スタッフ
たちは安心してご家族に電話して、それで患者さんに会いに来てもらっ
たりとかはしてるの。
だから、1人で頑張らなくていいわけだから、みんなでやりようはある

のかなって思う。できる範囲のことはあるわけじゃない。結局この相談をしてくれた人たちだって、直前に個室に移して、面会を許可してきましたって、やっているわけです。だからそれを、徹底的にやる。やり続ける。ただ、元気になって退院できるんだったらそこは我慢してもらうとか、メリハリをつければいい。全部一律にダメっていうわけじゃないっていうのが、もう質問にも書かれてるじゃないですか。うちも同じ方式でやってるから、メリハリをつけて、それをみんなでやっていくっていうこと。この人だけが頑張る必要はないから、チームでそこを共有して、ダメなときは淡々とやるしかないのかなって思う。

 うん。

 まぁ怒ってる人はやっぱり嫌なんだけど。でも、巻き込まれてしまって「あ、大変！」とか焦ると、より相手は怒ってしまったりする。

 それって、この相談の方は20歳代の看護師さんですけど、20歳代でできることなんですか？

 難しいだろうねぇ。

 難しい問題ですよねぇ。

 だから、人の力を借りた方がいいんじゃないかなと思って。

 そうだと思うんですよ。

 例えば外科病棟だったら師長もいるだろうし、もうちょっと先輩もいるだろうし、40〜50歳代のスタッフは上手いですよ、やっぱり。

 上手ですよね。

 その怒ってるところを、「ね〜本当に心配ですよね〜」ってなだめる。だから、まだ20歳代ではそういったスキルが身に付いてない場合もある。言われたら言われっぱなしで、「あ、傷ついた」みたいな。だけど師長クラスとかになると、そのあたり上手い人が多いですよ。

 そうだと思います。

 「本当に申し訳ないです」、「みなさんに同じようにやってるんです」とか、「ご心配ですよね」って言ってなだめていくのは普通だから。

JCOPY 498-05738

40～50 歳代の人たちはね。

 ベテランですからね。

そのコミュニケーションのスキルは、自分だけでは成り立たない
ものは人から借りればいいわけじゃないですか。やっぱりそこ、「ど
ういう風にやったんですか？」って、気の利いたスタッフは聞いてくる
よ。それで、「こんな感じで帰ったよ。怒ってなかったよ」とか言うと、
「嘘！私にはあんなに怒ったのに！どういう風に言ったんですか？」とか
聞いてくる。「こんな風な言葉で言ったら、わかりましたって言って帰っ
ていったよ」って返すと、「へー」みたいな。でもたぶん、その「へー」
は次の何かの引き出しになるはず。

 なりますね。

そうやって聞いてくる人はね。もし自分が次当たったときには、全
部同じようにはできないかもしれないけど使ってみようって思って
いるはずだから。そういうやり方で人の力を借りていいんじゃないか
なって思う。私はのべつ幕無しにはしゃしゃり出ていかないようにして
いるけど、若いスタッフが困っている時には出ていってサポートはでき
るし、主任クラスとかベテランの看護師たちはそうやって支援している
と思うから、力を借りればいいのにって。1 人で頑張ろうとしていませ
んかって思う。相談にある、「皆さんはどのようにされているのでしょう
か」っていうと、「自分は 1 人で対応しないで先輩の力を借りて、皆で
やってますよ」ってこと。あとは、病院として統一して決まってること
を淡々とやるしかないから、その中でできる範囲で、最大限自分たちが
できることはやってみる。そういうことかなぁ。

新人とベテランのコミュニケーションの違い: 怒りはチャンス

 患者さんや家族の怒りとかに対して、どう対応するとあまり看護師
にとってストレスがないのでしょうかね。その 40 歳代の師長さん
たちとこの 20 歳代の若い看護師さんたちというのは、コミュニケー
ションの具体的な入れ方のどの辺に差があるんだろう。

たぶん、怒りを受け流す術があると思う。

それはどう受け流してるのかね。僕もあんまりクレームとか、人の
怒りっていうのに対してあんまり怖くないと感じるタイプなんです
けど、自分がどうやって受け流せているのか、うまく言語化できないな。

私は怖くないわけじゃないんだけど。でも怒ってるからには何か理
由があるんだろうなって思うんですよ。泣いたり怒ったりという感
情の表出の時って、やっぱり聞くしかないんですよ。病院で怒ってる患
者さんの話聞いてる時も、20 歳代のスタッフに「何も言うな、反論する
な」って言ってるのに、思わず言葉が出てしまうわけですよ。「あ、で
も！」とか言うから、それによってまた患者さんの怒りがわーって噴き
上がっちゃう。怒ってる時は、うんうんってとにかく聞くしかないと思
うのよね。それで 20 分くらい経つと、そんなに持続的に怒れないから
トーンダウンしてくるじゃないですか。その時に、「本当にね、大変です
よね」みたいな話をしてちょっと落ち着かせる。そこで若いスタッフが
また何か言っちゃうとまた「わーっ」って噴き上がっちゃうから。

 燃料。

 燃料。

 そう。後から、若いスタッフに「ああいう時は、途中で言葉を挟ん
じゃだめなんだよ」って言ったら、「はい、つい言っちゃいました」
みたいな感じでね。まぁ気持ちはわかるけどって話をしたんだけど。

 気持ちはわかるけどね。

 患者さんとか家族が怒鳴っているとき、別に怒りが「自分」に向け
られてるわけじゃないっていう風に思っているんですよ。

 そうそう。

 そうだね。

私が悪いわけじゃないしっていう、ある意味開き直ってる感じ。で
もこの人は怒ってるわけだから何か理由があるんだろうな、じゃあ
聞いてみるかっていう感じでね。すべてが理不尽なことを言ってるわけ
じゃないこともあるから。理不尽な内容もあるけど、でもそれだけじゃ
なくて、あぁそういうことで怒ったんだっていうのもある。それで、「そ
ういうことで怒ってたんですね。それは看護師もちょっと至らないとこ
ろがあったと思います」とかっていう風に、怒っている理由がわかれば、
自分も思ったことを言えるじゃないですか。そうすると、相手も「そう
だろう」みたいな感じになって、ちょっとトーンダウンしたりする。別
に私が悪いわけじゃないし、私に怒ってるんじゃないっていう風に、あ
る意味開き直ると理不尽なところは受け流せる。耳に入らないで、流れ

JCOPY 498-05738

ていくみたいな。自分たちに関係ありそうなところは、あぁそうだったんだって思うけど。それは看護師もちょっと良くなかったかな、とかね。そういうところだけは受け止めないとなって聞き方になってる。だから、あんまり自分の胸は痛まない。そういう受け流し方と……受け流すっていうより聞き方。怒りには何か理由があるんだろうなって、その理由をちょっと知りたいなっていう感じで聞いている。

 心理学的に付け加えると、「怒り」っていうのは第二の感情って言われるぐらいの元の感情があるはずなんです。だから例えば、自分はないがしろにされて悲しいって思いを、怒りという感情で表現してるんですよね。怒りって表出方法だから。本当にその人がムカつく、嫌いだっていう怒りもありますけど、大抵は第二の感情でそれを伝えようとする表現方法だから、自分自身が責められてるわけではないんですよ。だから怒りという表出方法の元は何なのかっていうのを聞こうとすると、大体自分を的にして怒られてるわけではないってことがわかる。でも、20歳代ぐらいだとそれをストレートに言葉通りに受け止めてしまうかもしれないですよね。

 そう、わかる！私、20歳代の時に患者から嫌われてるなって、自分がダメなんだってすごく思ったこともあったし。それが……どう変わっていくのかね？　やっぱり先輩たちのやり方を見たりとか、ちょっとお勉強したり。あとは、怒って何かのきっかけだから、泣いたり怒ったりっていう感情が出ることが次のケアに繋がっていくという体験をしたりしてね。そうすると、怒ることもまんざらダメじゃないんだなって。怒られちゃったけど、それが感情をちょっと揺さぶることになって、この人は本当はこういう風に思ってたんだ、みたいなことをキャッチできる可能性もある。より関係性が深まったりした経験があるわけですよ。泣くのは本当にチャンス！って思うんだけど、怒りもチャンスって思うの。なんでそんなに怒ってるんだろう、ってところからアプローチができるというか、チャンスって思うと次のケアに繋がっていく。

 そうね。

 この罵倒もたぶん、何かの表現、表出だから。

 そうだよね。悲しいんだと思う。やっぱり辛いし。

 そうだと思う。

6

患者さん・家族の怒りに自信を
なくした若手看護師

自分の大切な家族が、本当に死んじゃうっていう時期で「会えません」とか言われたら、普通は辛いって思うよね。人情としてはね。だからやっぱり、「本当に辛いですよね」っていう、アプローチができればね。

これ、例えばご家族がずっと「はいわかりました、はいわかりました」って言ってたのに、患者さんが亡くなった後に手紙とかで「私はずっと我慢してきました」とか書かれる方が嫌だよね。「看護師の対応は常にマニュアル通りで、それも私はとても傷ついていましたが、コロナでしょうがないと言われ……」みたいなね。

実際にそういう「コロナでいつまで会わせないんですか」みたいな内容の投書が来たりすることはあるでしょうね。

後から言われるよりは、こういう風に途中で言ってくれた方が、「そうですよね」って、その場でケアできるチャンスが出てくるけど、後から手紙で言われてもどうすることもできない部分があるから。言ってもらえるのはチャンスだし、ありがたい。

罵倒と思うか、チャンスと思うか。それで、やっぱり自分が罵倒されてるわけじゃないって思った方がいいんじゃないかな。実際そうなんだし。

その通りだと思います、実際。

自分が怒られてるわけじゃないし。敵じゃないしね。

自分じゃないです。この理不尽なコロナ禍ってものに怒ってるわけだから。

看護師である私も怒ってますよ！みたいな感じだよね。

私だって怒ってますよ！あなたの気持ちわかる！ってね。

もしかしたら、私も本当に辛いと思いますよっていうのを一緒に共感する機会になれば、それは本当に家族にとっても「わかってもらえた」ってなる。

ご家族が会えない分、「私たちこういう風にこうケアしたら、患者さんこう言ってくれたんですよ」って話せたら、話題が広がるじゃないですか。家族から「実は本人ってこういう人だからこういう風にやってもらったらいいと思います」ってあるかも。そうしたら「あ、じゃあ

JCOPY 498-05738

次どういうところに気をつけたらいいですか」って聞けて、絶対広がっていく話ですから。

そうだよね。だから、コミュニケーションの幅が足りなくて自分が今は無理だったら、他の人たちに力を借りる。

借りた方がいいと思う。相談者さんにとって、ここは分岐点だと思います、本当に。ここで色んな人の「こういうふうに言えばいいんだ」とかが学べる。本当に 40〜50 歳代って上手なので。そういう人たちのやり方を逆に見せてもらったりとかした方がいいと思います。

夜に病棟を回ってたりとかしてもね、怒ってる患者のところに 20 歳代ってぐいぐい行くの。

そうそうそう（笑）

いやいや、「ちょっと離れたら？」って。「今怒ってるから少し距離をおきなさい」ってね。もうね、どんどん行くから。それで、殴られたとか言うわけ。いやいや、行きすぎだからって。殴るのはもちろんその人がダメなんだけど、看護師側も今怒ってる人に対して一緒になってわーわー言い返しても無理だし、近づいていっても無理だから。「少し距離をとって、1 人にさせておきなさい」って言うと、「いいんですか？」って。いや、いいでしょう！それで、ちょっと落ち着いたら「今怒ってるから少し離れるね」って言うようにしなさいって。

たぶん看護師自身も、「私の言ってることわかってください」って言いたいのかなと思う。言い合いしてる人とか見てると、「貴方の言い分は間違ってます」みたいなところから入って「私に正当性があることを聞いてください」っていう風になってるから、そりゃあ相手も「なんだと！」って喧嘩腰になるよねって。そうじゃなくて、「あぁそういう考えもあるよね」って、一歩引いたところから見ればいい。「私は納得はできないけれども、貴方の言ってることは、なるほどわかった」という感じで、待てる余裕っていったらいいのかな。

さらに言い返しちゃうからね。

「でも私はこう思うんです！」みたいなね。いや今あなたにそんなこと聞いてないですよね、みたいな話なんだけど（笑）

教師が子どもを諭すみたいに、患者さんに言う医療者っていますよね。「私たちの言うとおりにしないと退院できないでしょ」とか。「でもこうしないとお家帰れないじゃないですか」とか。「でも歩けないじゃないですか」とか言う看護師さん。例えばリハビリの先生とかも、いや

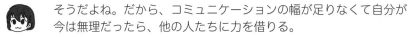

多分それ言ったら炎上するだけよって見ていて思うことがある。正論かもしれないけど。

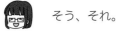 言いたくなっちゃうんだよね。本当は何が正しいかっていうところ、治療計画的なところとかね。実際はこうした方がいいっていうのが知識としてあるから、どうしても出ちゃうと思うのだけど。食事制限にしてもね、飲酒、喫煙とかは最たるもので、守れないから。

 そう、それ。

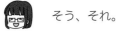 煙草吸っていたからオペが中止になって帰りましたみたいな人が時々出るわけ。何度目なんだ！ってなるけど、まぁでも、止められないよね。病院の中って、もう普通の世界じゃないわけよ。医療者側は、そういった自分たちの定めたルールが守れて当然、医療者の言うこと聞いて当然ってなっちゃってる。だけど実際は当然じゃないし。

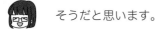 そんなことないよ。人間だもの。

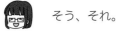 いや本当にそうなの。守れないよ。じゃあ自分なら守れる？　って思うし。そういった不健康な習慣しか気持ちの頼りにならない、もうお酒を飲むとか、煙草を吸うことでしかストレス発散ができないっていう人が、思った以上にいるんだよね。それが生きがいで生きてきた人たちが、わんさかいる。その人たちに禁煙や禁酒をさせたりなんて、難しい。だってそれが人生だものって。私たちの物差しで計れないような人生のディープなところを生きてこられた方がたくさんいて、そう思うと、なかなか深いなって思って。そこをわからなくてもいいんだけど、自分の価値観だけが正しいわけじゃない、医療者の価値観だけでは計りしれないものがあるっていうのは、本当に思う。だから、やっぱり喧嘩になるよね（笑）

 （笑）

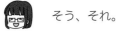 だから、「みなさんはどのようにされているのでしょうか」って質問への回答としては、たぶんコミュニケーションの取り方がちょっと違うから、変えてみようか、ってことでいいかな？

 そうだと思います。

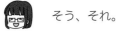 それと、人の力を借りることと、円環的な考え方で考えていく。

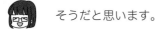 はい、いいんじゃないでしょうか。

JCOPY 498-05738

まとめ：今回のご相談の構造図

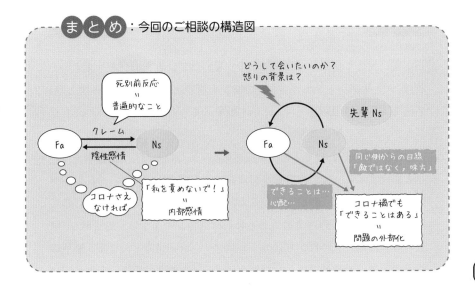

Dr. 西の視点と考察

　本書における相談への回答で、よく使われている手法があります。それは、「人間関係やコミュニケーションを構造化し、それを組み換える」手法です。今回の回答では、それが顕著にあらわれている場面がありましたが、お気づきになりましたか？

　そうです。p.92のところで武見さんが「もしかしたら、私も本当に辛いと思いますよっていうのを一緒に共感する機会になれば、それは本当に家族にとっても『わかってもらえた』ってなる」の場面ですね。ここでは、私たち3人の中では「まとめの構造図」のように、看護師 vs 家族と対立関係と思われがちなコミュニケーション構造を、まず「家族の怒りの矛先は看護師ではなくコロナ禍」という構造に変換して考えているわけですね。そのうえで、「家族にとっての敵は看護師」ではないことが明確になったのだから、「じゃあ、そもそも共通の敵（コロナ禍）をもっている私たちは手を組んで味方になれるんじゃね？」という構造にさらに組み換えを行ったわけです。ここまで構造を可視化することができれば、最初の「看護師と家族が敵対関係」のコミュニケーションとは全く違うアプローチを取れるし、取るべきであるというのは誰でも理解できるでしょう。

　このように、人間関係やコミュニケーションを構造化して組み換える手法というのは、人間関係を扱う私たちのような職種においては特に重要な、身に付けるべきスキルの1つといえます。最初のうちは、頭の中でこういった関係図を構築するのは難しいと思いますので、今回私が図示したように、紙やホワイトボードに書き出してみるのがよいかもしれません。そして、それがきちんと構造化できれば、散らかりがちなカンファレンスでの議論にも、一本筋が通ることが多いです。ぜひ、皆さんも試してみてください。

JCOPY 498-05738

7 患者さんと家族の現状改善の理想に悩む訪問看護師

今回のご相談

（40歳代看護師）

都心で訪問看護をしています。私たちが担当している患者さんで、ゴミ屋敷の住人がいます。私たちが担当しているのは70歳代の認知症と乳癌を患う方なのですが、その40歳代の娘さんが、発達障害？　統合失調症？　なのかよくわかりませんが、とにかく話の通じない方なんです。ほとんどすべてのサービスを拒否してしまって、ケアマネさんも困ってしまっていて……。私たちと、訪問診療の先生だけは、月に1度だけ何とか入れてもらっていますが、ケアマネさんの訪問は拒否されていて……。ご本人の夫が残した財産があってお金には今のところ困っていないようですが、頼れる親類は他にいないようなのです。訪問看護の時間で、本人のベッド回りも少しは片付けるのですが、次の訪問の時は元よりひどくなっている有様です。娘さんに精神科に受診してもらえたら、少しは良くなるのではないかと思うのですが、（娘さんは）私たちが直接担当している患者さんというわけでもないし、どのように切り出せばよいのでしょうか？

困っているのは本当に患者なのか

福島

これは、誰が何に困っているんですか？

武見

いや、相談者が何に困っているかって言うと……。

家が汚いこと？　ゴミ屋敷だから？

娘さんのことではないでしょうか。娘さんに、アプローチしたいのですかね。ケアを何か入れたいんだね、きっと。

患者さん本人に対しては、ケアマネさんを入れたいんですよね。

西

必要な介護サービスとかも入れたいんだけどってこと。

入れたいのだけど、娘さんに話が通じないっていうことだよね。本人と娘さんは困ってるんですかね。

そこなのよ！

娘さんは困ってないんだと思う。

じゃあもうこのままでもいいのではないですか。「私たちと訪問診療の先生だけは月に1度だけ入れてもらってる」ってわけだから、それだけですごいことじゃないですか。

はい。思いました。

何で入れてもらえているのかなって。そこは娘さんに認められているわけでしょ。だから、それはある意味すごいことですよね。お金にも困っていないわけだから。このままでよくない？　この70歳代の乳癌と認知症の方と、40歳代の娘さんが、なんとか生活できてるわけでしょ？　ゴミ屋敷でも。

そうよそうよ。

このままにしておいた方がいいんじゃない？　だって、何かしたら絶対バランス崩れるよね。

本当よ。

前に、西先生が診ていた患者さんで、床に敷いたせんべい布団で寝ていた患者さんを、よかれと思ってベッドにしたら大変なことになった人がいたじゃないですか（p.151 コラム参照）。せんべい布団の上

JCOPY 498-05738

だからごろんごろん転がれたけど、狭い介護用ベッドにしたことで寝返りが打てなくなって、褥瘡ができて、亡くなってしまったっていう……。その話を先生から聞いた時、「なぜ？　何でそんなこと起きるの」って怒り心頭で。

 あれは介護士さんたちが腰を痛めるからっていう理由だったんだけどね。

 そうだけど、本人にとってはアンハッピーだったわけじゃないですか。そんなの、私たちのケア側の都合でしょ。

 そうですよ。

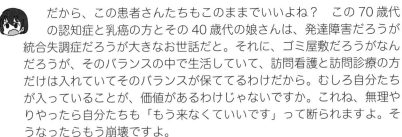 だから、この患者さんたちもこのままでいいよね？　この 70 歳代の認知症と乳癌の方とその 40 歳代の娘さんは、発達障害だろうが統合失調症だろうが大きなお世話だと。それに、ゴミ屋敷だろうがなんだろうが、そのバランスの中で生活していて、訪問看護と訪問診療の方だけは入れていてそのバランスが保ててるわけだから。むしろ自分たちが入っていることが、価値があるわけじゃないですか。これね、無理やりやったら自分たちも「もう来なくていいです」って断られますよ。そうなったらもう崩壊ですよ。

 おしまいです。

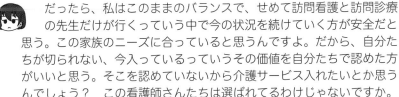 だったら、私はこのままのバランスで、せめて訪問看護と訪問診療の先生だけが行くっていう中で今の状況を続けていく方が安全だと思う。この家族のニーズに合っていると思うんですよ。だから、自分たちが切られない、今入っているっていうその価値を自分たちで認めた方がいいと思う。そこを認めていないから介護サービス入れたいとか思うんでしょう？　この看護師さんたちは選ばれてるわけじゃないですか。

 それってすごいことじゃないですか。

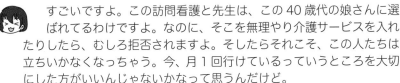 すごいですよ。この訪問看護と先生は、この 40 歳代の娘さんに選ばれてるわけですよ。なのに、そこを無理やり介護サービスを入れたりしたら、むしろ拒否されますよ。そしたらそれこそ、この人たちは立ちいかなくなっちゃう。今、月 1 回行けているっていうところを大切にした方がいいんじゃないかなって思うんだけど。

 まったく同じ意見です。

医療者の考える「理想」

 この看護師さんとしては、このまま放っておいたらおそらく褥瘡とかもできるし、ケアの質が明らかに低いと。衛生環境も悪いし、とてもその乳癌の方が療養できるような環境じゃないと思っている。それで自分たちも月に1回しか入れなくて、訪問看護としてとても足りない、もっと入りたいと。だけどこれ以上入らせてもらえないっていう話で、こちら側から提供したいニーズと本人の病状というか状態が合ってないから、看護師とか医師から見ていると状況は緩やかに悪くなってきてるんでしょう。悪くなっていっているにも関わらず、手をこまねいているしかない。それを阻害する原因というのが、娘さんの存在だと。だから娘さんがもっと納得してくれる方法はないかということだと思うんだよね。

 精神科を受診させたり？

 娘さん自身が変わってくれれば、医療者側が必要と思うケアを拒否されないんじゃないかとか、たぶんそういうことを言いたいんだよね。

 それって医療者側のために娘さんが変わるべきだ、ということですよね？

 これが、この家族の現実だから。私はもう、そこを無理やり変えるっていうのはある意味暴力かなって思う。これを無理やり変えるのは、ケアじゃないんじゃないかって思う。

 だってそれは医療者側の考える「理想」でしょ。

 この相談者の質問に答えていくとすると、この患者さんや家族へどうアプローチすべきか、って内容を答えていくより、訪問看護師側がどういう考え方をすればいいのかっていうことだと思うんだよね。

 「こういう家族なんだ」って、そのままを認めてほしいんですけど。この相談者が望んでいる環境というのは、家族の理想じゃないですもの。看護師の理想ですよ。

 そう、看護師の理想。

 それは、今その理想にしたら患者さんたちの側は、本当にハッピーかということなの、私の心配するところは。

 同じです。

100

JCOPY 498-05738

ハッピーじゃない気がして。

 自分の理想像に近づくことが良しであるという、その理想から離れてほしいんですけど。どうしたらいいですか？

 看護師の方がね。

 この家族はよくないって、ジャッジメントしているわけでしょう？

 サービスは自由でしょう。契約だから強制されるものじゃない。介護サービスは自己決定権がある。それで拒否してるわけだから。でも訪問看護と先生は入れていて、意思決定してるわけですよ。

 そう、してますよちゃんと。

 「ケアマネさんも困ってしまっていて」っていう……。

 ケアマネさんが困ってるんであって、家族は困ってない。

 ケアマネさんも困ってる。外部にいる人たちはみんな困ってる。訪問看護師も医者も困ってる。たぶん、外部にいる人たちはこのご家族が適切な意思決定ができていないっていう風に判断してるんだよね。

 あ〜そっかぁ。

 本人は認知症があって自分のことはわからない。娘さんもたぶん何らかの精神疾患が……診断がついていないからあるのかどうかはわからないけど、とにかくこんな家と環境で暮らしていけるような人っていうのは正常であるはずがない。たぶんそう思っている。

 それは、正義感でしょうか？

 それが、たぶん根底にあると思うよ。例えば代替療法を選ぶとか、インテリジェンスが高い人が自分の将来的なことも理解したうえで意思決定をするのは、僕らから見ると変な行為かもしれないけれども、でもそれは本人の生き方として正常な判断の元でそれ選んだんだから、それは OK だと。だけどこの人たちに関しては、そうではないと相談者さんは思っているんじゃないかな。本来は保護を受けるべき2人で、家庭を構成できていないと捉えられている。

 弱者だと。

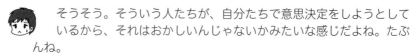

そうそう。そういう人たちが、自分たちで意思決定をしようとしているから、それはおかしいんじゃないかみたいな感じだよね。たぶんね。

例えば、認知症の人でも意思決定はできますよ。看護はその人の尊厳を守らなきゃいけないわけだから、それが無理って考えることはその人の尊厳をそもそもないがしろにすることにつながってしまう。たしかにこのままだと、出来事としては今後色んなことが起きてくると思うんですよ。でも、その時に必要なレスキューが入ればいい。その為の訪問診療なんだと私は思っていてね。そこを見極めていくだけでいいんじゃないかなと思う。

良い意味でこの家族システムに「巻き込まれて」ほしい

このままだと、相談者の味方をする人が誰もいなくなりそうなので、僕は相談者側を弁護する立場になりますけど。月に1回しか入らせてもらえないわけだから、例えば6月1日に診療に行きましたといっても次行けるのが7月の1日なわけでしょ。それでその人が6月15日頃に具合悪かったとしても、わからない可能性があるわけじゃないですか。たぶん、この娘さん医療者を呼んでくれないよね？　という疑心がある。その結果として、7月1日に行ってみたら手遅れになっていたとか、そういうことを恐れてるわけでしょう。だから本当はもっと頻繁に入らせてもらえたり、他のヘルパーさんとかが入っていれば、途中で気づけるかもしれないのにって。命に関わることが予防できるかもしれないのにという話。それに、状況の悪化とか感染症とか、そういうのも衛生環境が整ってる方が発生しにくくなるわけじゃないですか。

気持ちはわかるの。看護師ってそういう職だから。弱きを助け、みたいなね。ナイチンゲール誓詞にも病に苦しむ人を助けるみたいなことが書いてあるから、職業倫理的に埋め込まれているんだと思う。そうね……昔の私だったらやっぱりそう思うかな。

どうして考え方が変わったんですか？

自分は、今は看護をもうちょっと幅があるものとして考えていて。だから色んなこと考えると、医学的にはとか、看護的には正しかったとしても、でも患者さんの人生は、この看護師さんたちの人生じゃないし。

そうなのよ。

認知症で乳癌の方だろうが、何か精神的なものを抱えていようが、たぶんこの2人はこの2人で生活してきた人生があるわけでしょう？

 そうそう。

 そこに、あくまでもポッと点で入っているのが今の私とか訪問看護だったり診療だったりっていう風に、もうちょっと幅をもって考えてもらえないものかなって。訪問看護等が入ることによってこの人たちの生活はむしろ乱されてるのかもしれない。色んなことが起きてこの人たちの人生がすごく大変なことになってるんだけど、そこに対して外部の人が入ることは、ものすごいストレスフルなこと。

 そうだと思います。

 でも訪問看護は月に1回は入れる。例えば6月1日に入って7月1日までの間に何かあって、亡くなっちゃってる可能性もあって娘さんはそれをわからずそのままいるっていうこともあるかもしれないけど、でもそれも、その人たちの生きてきた人生の中で起きてしまったこと。そういうことは起きるかもしれないけど、ダメなの？

 いいと思います。

 ケアマネもいるわけでしょ。入れないって悩んでたとしても。訪看もいて、ケアマネもいて、訪問診療もいるってなったら、何かあった時には、絶対に何かしら連絡はくる。その時には緊急的に行くっていうことは、不可能じゃないよね。だから、それじゃダメ？

 いいと思う。

 自分たちの責任の範囲の今できる最大限のことはしてるんじゃないかなと思う。月1回は入らせてもらってることはすごいことだから、そこが切れないようにするっていう。

 そこに一番力を注いだ方がいい。

 そうなの。だからね、これを無理やりに、例えば……

 精神科行かせるとか、ケアマネが入れるように頑張るとか……

精神科に行かせたり、お母さんをどっかに……なんてなった時には、その月１回さえも入れなくなると思う。もっといい環境でっていうのは、それは看護師的には良かった、いいことした。でもこの２人にとっては、それはいいこと？　この家にいることがすごい乱雑に見えるかもしれないけど、何かしらの秩序がある。外の人にはゴミ屋敷に見えるかもしれないけれども、その２人の世界があって、それがきれいサッパリ片付いた時には自分の居場所じゃないって思うんじゃないかな。

私の考えとしては、もしもケアマネ入ってもいいよって言われたらいつでも入れるような準備をしておくっていう、こっちの心持ちはこのままでいいと思うんです。

そうね。

でも、それを無理強いする必要はない。でもそれでも、私たちの回答を聞いても「本当にそれでいいのかな」ってこの相談者が悩むようだったら、精神科の訪問看護師さんにちょっと相談してみるのもアリなのかなと思います。精神科の訪問看護師さんもこういうケースを山のように見てるはずなので、「いやそういう家族いるよ」って言ってもらえると、「じゃあそういう時ってどうしてるの？」とか、「どういう見守り方してるの？」とか話ができると思うんですよ。そういう横に繋がる方が、それこそ娘さんの精神疾患を疑ったり、ご本人が認知症であるならちょっとそのプロの訪問看護師さんに相談するのがいいんじゃないかなと思っちゃうんですけど。

それはいいね！

それケースカンファレンスしてもらうと、「あ、意外とそういう家族、家庭ってあるんだ」って思ってもらえると、この相談してくれた看護師さんの家族像みたいなのが広がる気がします。本当に精神科の看護師さんに頭上がらないですからね。

家族看護の専門看護師もいる。

そうそう。

その人たちのアプローチも、家族を家族システム論等の理論を使って分析するんです。そのアプローチって、一般の看護師とかがん看護とかしてる私なんかにとっては、ものすごいシステマティックに見えるんだけど。だけど、家族の力を信じて、そこに変に介入し過ぎないっていうのは、ものすごいはっきりしてるんですよね。それで、その人た

JCOPY 498-05738

ちが歩んできた家族の歴史性とかの形を損なわないっていうのが、家族看護の人たちのスタンスかなっていつも思っていて。

 その通りです。

 看護ってその人たちの大切にしてきたものを壊さないというのが役割かなって思っていて。そこをむしろ守っていくっていう、家族側に立ってほしいなと思う。対立構造になってしまうんじゃなくて、この人たち今どんな思いでいて、月1回自分たちを迎えてくれているんだろうって。味方になってほしいというか、仲間になってほしいというか。この家族をどうしてやろう、もっと良くしてやろうという考えよりはいいのかなって。

 いまの相談者は、対立の構造になっちゃってるから、そのシステムにいい意味で巻き込まれてほしいなとはちょっと思いますね。

 そうだよね。本人や家族の側にむしろ立ってほしくて。

 そっちの視点から、医療者側がどう見えてるのかということですよね。

 そうなの、そうなんだよね。

 すごい怖いと思いますよ。そっちに立って景色を見てみたら。

 いや、怖いよね。だからたぶん、娘さんにしてみたら、何かされる人、何かされそう、怖いって。

 すごい怖いと思う。これをさらにどうにかしようとすると、もう本当に訪問看護までも断っちゃう可能性があるから、それよりは、もうちょっと自分たちの横の関係を広げる。家族看護の専門看護師とか、精神科の訪問ナースとかね。

 ちょっと違う人を入れると、自分たちの視野も広がる。

 今自分たちがやっていることは間違いじゃないとわかってほしいと思います。

 間違いじゃないし、月1入れてるのはすごい貴重なことだから。この1本の細い繋がりをもう切らない！って、そこに自分たちのすべての力をかけてほしい。ケアマネ入れるとか家を片付けるとか病院に行かせるとかっていう労力は、かけない方がいいんじゃないかな。何か起きたとしてもそれは、この人たちが選んだんだっていう風にね。家族の

力として、そこはもう限界だったんだという風に思う。

やっぱり、自分たちが悪かったんだ、みたいに思うんでしょうね。例えば、一番最悪なパターンで、この人が亡くなって、異臭騒ぎで見つかったってなった時に。でも脱水とかで病院に搬送されたとか、そうなってもきっとこの人は自分たちを責めるんだろうなって。私は責める必要ないと思う。むしろ、この人たちの生活を最後まで守ったんだ！くらいの自負を持ってほしい。すごいことなんじゃないかなって思うよ。

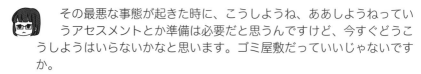
その最悪な事態が起きた時に、こうしようね、ああしようねっていうアセスメントとか準備は必要だと思うんですけど、今すぐどうこうしようはいらないかなと思います。ゴミ屋敷だっていいじゃないですか。

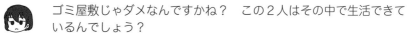
ゴミ屋敷じゃダメなんですかね？　この2人はその中で生活できているんでしょう？

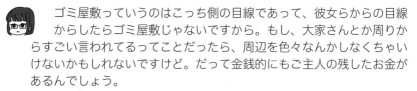
ゴミ屋敷っていうのはこっち側の目線であって、彼女らからの目線からしたらゴミ屋敷じゃないですから。もし、大家さんとか周りからすごい言われてるってことだったら、周辺を色々なんかしなくちゃいけないかもしれないですけど。だって金銭的にもご主人の残したお金があるんでしょう。

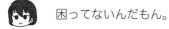
困ってないんだもん。

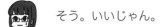
そう。いいじゃん。

看護師はコンサルテーションを受けられるのか？

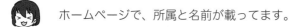
質問してもいいですか。さっきの精神看護とか家族看護の専門看護師とつながればいい、という話ですけど、例えば看護協会とかに行けば、そういう方々の情報は手に入るんですか？

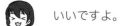
ホームページで、所属と名前が載ってます。

でもそれって、どうやってアプローチできるの？　例えば武見さんに突然、「私どこどこの訪問看護ステーションの○○と申しますけど、緩和ケアのことについてお聞きしたいんですけど」とかって？

いいですよ。

JCOPY 498-05738

いいの？　そうなんだ。ご相談1の時（p.9参照）もちょっと話題になってた気がするけど、看護師間の情報のやり取りってすごく難しいですよね。医者だったら、例えば大学病院の××先生にちょっと自分が診てる患者さんのことをコンサルテーションしたいと思ったら、診療情報提供書を送るとか、セカンドオピニオン使ってもらうとか、やる方法がいくらでもあるじゃないですか。医者-医者間の場合はね。だけど、看護師-看護師間ってそういうしくみはないですよね。

ない。だけど、専門看護師だったら、その職務の中にコンサルテーションっていう役割があるから、そことして受けるっていうことはあるかな。

ただ、それは個々人の看護師によるでしょう？　その専門看護師が、「私はそんなことやっていません」って言っていたら、やっぱりアプローチできる道がないじゃないですか。

まぁそうですね。

そういうのほしいですよね。

ほしい。

だって、これでちょっと問題なのはさ、訪問看護師自身が孤立しがちなんだってことじゃない。街の中で頼れる人が誰もいなくて、訪問診療の医師も別に同じ組織じゃないから違うし。訪問看護ステーションってせいぜい4～5人とか小さい組織でやっていることも多いから、もし、そこでもみんなお手上げだったり、みんながこの家族に対して陰性感情を抱いていたら、「本当困ったわよね、あの家族」みたいになっていると、一向に前に進まない。だから、こういう発想になっていっちゃうのかなってね。横に広げていくって言っても、その横に広げる方法がわからないってなると……。

たしかにね。

病院の中だったらまだマシかもしれなくて、師長さんに相談すればいい。師長を通じて、「じゃあ精神科病棟の師長に聞いてみるわ」とかっていう風にできるかもしれないんだけど、訪問看護だとそういうのが全くない。だからそんな時に、看護協会とかが助けになるならいいけど。

そうだね。看護協会はいいかもしれないね。こういうケースで相談にのってくれる人いませんか？ とかの情報は持っているから。「ここに、こういう人がいますよ」とか、もしかしたら調整してくれる可能性はあるよね。

そうなんだ。でも個人に電話するって……

勇気がいりますよね（笑）

そうだよね。繋がりがないもんね。

武見さんは「私は聞きますよ」って言ったけど、それはかなり奇特な例だと思うよ（笑）

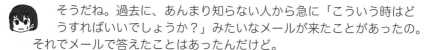（笑）

そうだね。過去に、あんまり知らない人から急に「こういう時はどうすればいいでしょうか？」みたいなメールが来たことがあったの。それでメールで答えたことはあったんだけど。

ちなみに、臨床心理士の場合は日本臨床心理士会に連絡をとってくれれば、スーパーバイザーとの仲介をしてもらえます。

へぇ。

なるほどね。

日本臨床
心理士会 HP

心理士はスーパーバイズをするっていう文化が根付いているので、もしもこの本を読んで悩んでいる方がいらっしゃったら、日本臨床心理士会までお問い合わせ下さい。

でもそれに相談できるのは心理士だけでしょう？

だからもしも、心理士さんが読んでいて自分はどうしたらいいかなって思った時に。

なるほどね。

他の職種はコンサルできないの？

JCOPY 498-05738

スーパービジョンですから、コンサルテーションできないと思います。

看護師もそういうのがあればいいよね。

うん。そう。

せめてスーパービジョンのね。

心理士についても、例えば医師が「今診ている患者さんがこういう患者さんなんですけど、でもちょっとどういう心理状態かわからなくて」「僕がこういう風に話してるんだけど、こういう返ししかこなくて。どうしたらいいんでしょうか」みたいなことってあると思うんだけど、病院の中に心理士がいれば聞けるけど、いないところだと……。

実は、これは個人でやっているところは結構ある。

そうなんだ。

もちろん有料ですけど、検索して見つかれば、そこに頼っていいと思います。

有料って、それは医師が払うんでしょ？

そうです。

なかなかハードル高い。

病院の中にいなければね、外に頼るってことになるから。そういうところは、心理士はある程度積極的だと思います。

医師も、どこに専門医がいるか知っていればやり取りできるけど、情報がないときに、そういう先生がどこにいるのかわかるってしくみはないんだよね。

医師会は？

医師会では、専門医がどこにいるかまでは教えてくれないと思うな。

看護師もやっぱりそういうのはまだまだ、自由にはできない。やっぱり、圧倒的に組織に属している看護師が多いから。訪看にしても、専門看護師、認定看護師にしてもね。そういうコンサルテーションの機能も役割は持っているけど、じゃあそれを病院外で発揮するみたいなことは本当にないしね。だから、それやった方がいいんじゃないかな……。

だからちょっとこの本を協会に謹呈して……（笑）

専門看護師にはいろいろな活動をしている方々がいるので、コンサルテーション活動をされている方はいるかもしれない。

じゃあこの本が出来たら、しおりを挟んで付箋つけて送りましょう。協会に。

本当だねぇ。

これは、答えになってますか？

うん。答えはさっき出た。

答えとしては、横と繋がるということですよね。そのやり方はどうなんですかね？

そこは、まだちょっと発展してないところかもね。なかなか相談しにくいとかね。

いいですね。これ答えていくと、まだ未発達な部分が見えてきますね。

そうだよね。やっぱり看護師って、なかなか相談するところがないのよね。

そういうのが見えてきたなって思いました。心理士は相談する文化が当たり前だけど、それが未発達であることが、医療系の難しさなんだなって。

さっきの相談もそうだけど、同じ組織の中でも、なかなか相談できなかったりしているわけだもんね。1人で頑張っていたりする。

たしかに。なんで看護師って相談する文化が育たないんですかね？

それはずっと思ってました。

JCOPY 498-05738

なんでなんだろう？　ど根性で１人で頑張りなさい！的な教育なんでしょうかね。

昭和だなぁ。

看護も短大や専門学校から大学になっていって、教育課程も変わってきているから、今後はそのあたりも変わってくるのかな。

救世主妄想にとらわれる

看護師さんって、自責感が強くないですか？

うん。そこも、「自分が自分が」っていう風になってしまう要因なのかな。教育の問題なのかな？　ほら「白衣の天使」なんて言われてさ、私なんかはロウソク灯してた時代だから。

知ってますよ。ナースキャップの戴帽式。

それは今でもやっているでしょ？　戴帽式だけはやっているはず。

だいぶ違う形式にはなっていますけどね。帽子もない。

あれってなんでロウソクなんですか。

あれは、ナイチンゲールがクリミア戦争の時に患者のベッドサイドをランプを持って、回ったって話からロウソクになったんですよ。

だから、あの戴帽式っていうのは憧れなわけですよね、ある意味。

「献身の志」みたいな、それちょっと間違ってる人多くないですか？

・　けんしんのこころざし？

なんて言うのだろう。看護師がよく言う、身を粉にして自分を犠牲にしてでもケアする……みたいな間違い方をしてる。

あぁ。昔はね、学生の時、戴帽式でロウソクを灯しながら、ナイチンゲール誓詞で「我はここに集いたる人々の前で厳かに神に誓わん」って宣誓するの。今はちょっと変わっているかもしれないけど。身

を捧げて、患者の毒になることはしないみたいね。

ヒポクラテスの誓いみたい。

ヒポクラテスの誓いをちょっと変えたもの。これは別にナイチンゲールが言ったわけじゃないので。アメリカのナースが考えたみたいで、それを和訳してるんだけど、ものすごく古い。

でも、「毒にならないことをしない」って今回の相談のそのままじゃないですか。

そうだよね。

これ、何かしたら毒になっちゃいますからね。

看護師って、すごくそういう精神を教え込まれてる。しかも、私が受けているのは大学教育じゃないから。専門学校で職業訓練みたいな。

武見さんが言ってること全部その通りで。ナイチンゲール誓詞の話でしょう？

そうだよ。

いま調べてみたんですけど、「我はここに集いたる人々の前に厳かに神に誓わん。我が生涯を清く過ごし、我が任務を忠実に尽くさんことを。我はすべての毒あるもの、害あるものを絶ち、悪しき薬を用いることなく、また知りつつこれをすすめざるべし」……みたいに書かれています。

それを暗記するんですよ、18歳、19歳の時に。

でもナイチンゲールの言葉じゃないって書いてある。

（笑）

違うよ、全然。ナイチンゲールはそんなこと言ってません。

武見さんが言った通り、「偉業を称え1893年にアメリカ合衆国でヒポクラテスの誓いの内容を元に作成されたものである」って書いてある。

JCOPY 498-05738

素晴らしい。

 武見さんすごい。さすがナイチンゲールマニアだけなことはある。

 マニアだから。

 これはナイチンゲール誓詞だけど、ナイチンゲールの言葉ではない！（笑）

 まあ違うんだけど、学生時代からものすごくそういう精神を仕込まれているっていうこと。それに、社会からもそういうキャラクターを求められている。アメリカやイギリスとかの研究でもあるけど、看護師ってこういうものだという、社会の期待がすごくある。行動の倫理的な規範というか、看護師だったらこうあるべき的なことは、日本だけじゃなくて欧米でもそうだっていうのは、結構言われているんだよね。だから、「看護師だから」っていうその考え方は、なかなか崩されない。

 なるほど。あー、いいですね。崩されない。

 崩されないものがあるかもしれない。だけど、少し幅を広げた方がいいかなって思う。

 そう。

 なんでこんなに「やらなきゃいけない」って思うのかが、今の自分にはよくわからなくなっちゃってる。病棟でもそうなんだけど、家族はこうだからこうしなきゃいけない、本人がこうだからこうしてあげなきゃいけない……っていう思い込みがある。でも、それは自由だから。「別に放っておいてもいいんじゃない？」とか言うと、「えっ！？」って返されちゃう。やっぱり、やってあげなきゃ精神とかがね。

 救世主妄想*1？

 そうそれ！「自分がその人を救ってあげなければ」みたいな。

 この相談者のケースもそうですよね。

 うん。あ、救世主妄想ですね！　これはすごくその言葉がピッタリ。

＊1 個人が救済者になることを運命づけられているという信念を抱く心の状態

悪の環境から……。

 自分が救い出してあげるっていう。妄想だけどね。

 でもこれ、やっぱり横に相談していく文化が根付かないと、ずっとその妄想に取り憑かれちゃう気がします。

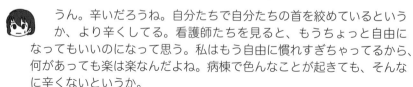 うん。辛いだろうね。自分たちで自分たちの首を絞めているというか、より辛くしてる。看護師たちを見ると、もうちょっと自由になってもいいのになって思う。私はもう自由に慣れすぎちゃってるから、何があっても楽は楽なんだよね。病棟で色んなことが起きても、そんなに辛くないというか。

 責任の所在が自分の中にある時もたしかにありますけど、自分の中だけにしか感じられない人たちの相談が多いなって思う。そうとしか思えないから相談してくるんでしょうけど。悪い意味で客観視できてない。

 だから辛いだろうなって思っちゃう。やっぱり、看護師同士で相談ができるシステムか何かあるといいんだろうなぁって思った。

 そうだね。ただ、困っても相談しない人たちが結構いそうじゃないですか？

 でも、こういう相談をしてきてくれてるわけだから、やっぱりそういうシステムがあれば相談する人たちは結構いるのかなって思う。システムがないからこういう場に相談を出してきてくれてるってことなのかなって。

 そうですよね。

 僕の中でさっきから引っかかってることがある。医者だったら例えば、これは手術が必要だろうなってなったら外科に相談する、これは放射線治療が必要だろうなってなったら放射線科に相談する、これは精神科的な問題があるかもしれないから精神科にコンサルトする……とか結構明確なのかもしれないんだけど、看護師ってそういうのがあんまりないからなのかなぁ。

すごい抽象的ですよね、やってることとか考えなくちゃいけないことが。

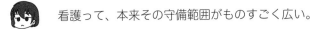

コミュニケーションの問題だと思うからコミュニケーションが得意そうな看護師に相談する、みたいなこと？　でもそれって、じゃあ得意な看護師がどこにいるのかって言われても、うーんって感じになりそうだし。専門看護師とか認定看護師とかってなれば相談しやすい話なのかもしれないけど。

看護って、本来その守備範囲がものすごく広い。

看護師って基本、ジェネラリスト扱いじゃん？

そうですね。

例えばですよ。すごくわかりやすい例で言うと、人工肛門の問題が発生したときには、WOC（Wound・Ostomy・Continence: 皮膚・排泄ケア）ナースに相談すればいいと思うんですよ。だけど医者が言わない限り、看護師たちが自分たちでなんとか対応しようとして、でもなんともならなくて「ドクター！」っていう風に言われるんだけど、「これWOCナースに見てもらった？」って聞くと「見てもらってません」って言うんだよね。患者さんの問題は基本的には全部自分たちで対応するもの、それで、対応できなかったら主治医がなんとかするもの。だから、看護師同士の横の繋がりで、これはより自分たちより詳しい看護師に相談して解決しようっていうのが第一選択になっていないような気がするんだけど。どうですか？　そんなこともない？

いやいや、最近は結構、WOCナースとか病棟ですぐコンサルトしているよ。

あ、そう？

浸透してるから。

昔はあんまりそういうのが浸透してなかったからか。

今チームがあるのは、WOCと認知症と緩和。あとは……NST（Nutrition support team: 栄養サポートチーム）とかかな。WOC、認知症、緩和の３つはとりあえず相談できる感じになっている。あとは急性期の重症集中ケアというのか、今は名前が変わっているかもしれないんだけど。患者さんがレスピレータとかを使ってたらそういう人たちに来てもらおうとか、そういうのは結構ある。あと呼吸器のチームもい

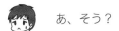

て、回診がくる。人工呼吸器を使ってる人がいると、MEさんと看護師たちが回ってくる。だからそういう時にわからないこと聞いたりね。そういう人たちも結構パッと呼んだりとかしてるから。

最近はもう、ナース to ナースのコンサルも結構あるんだ？

あるある。院内はね。

技術的に困った問題を相談するのは、看護師さん同士で敷居が低いのかなと思うんですけど、より抽象的なものになっていけばいくほど、横に相談するっていう文化がない気がします。ケアが滞ってしまうとか、それこそ褥瘡ができてしまう、何かができてしまうってなったら……。

そういうのはわかりやすいんだと思う。痛みがあるとかね。

そうそう。ご相談5の医師の横の相談と一緒なんだと思うんですよね。

ただ、例えばコミュニケーションが難しいとか患者を怒らせましたとかっていうのは、やっぱり病棟の中だけで外に出ないと思うんだよね。

そう思います。

だから、自分たちが悪い風になりがち。その抽象度が高いものの方が、相談する人がいないようなイメージだね。

ご相談6の人もそうですよね。罵倒された時にどうすればいいのか、誰に相談すればいいかがわからない。これは看護師の業務の1つであるはずだけども、コミュニケーションだからとか自分の問題だからって、どこか大きく抽象的になればなるほど相談しなくなってしまう気がします。

相談できないから学習する機会が減ってきちゃって、自分の問題として抱え込んじゃう。例えば先輩にどうしたらいいのかって、一緒にやることとかがあれば、多分それは学習の機会になると思うんだけど。なんか、怒らせちゃって自分が悪かったのかな、みたいな感じになって、先輩たちも中々忙しくて介入できなかったりすると、そのままになってしまったりってことは結構ある。それでそのまま、自分が悪かったという感覚に陥るのかなと思って。

JCOPY 498-05738

振り返る場はないんですか？ ケースというか患者さんごとにというか。

 そのリフレクションする機会はない。それで、なんとなく上手くいった、なんとなくダメだった、みたいな感覚のまま。例をあげると、認知症の患者さんが、術前にせん妄になるかもしれない、ドレーンも抜いちゃうかもしれないっていう患者さんが２人いた時に、認知症のケアの看護師が入ってくれて、ケア計画を一緒に病棟でも立てたのね。それで、認知症はかなりひどかったのに、その患者さんたちは不思議とせん妄にもならず、２人とも無事に帰っていったの。それで私は、「これはやっぱりみんなのケアのお陰だね」とか言ったら、みんなは「は？」って感じなの。「無事にね。ドレーンも抜かずにすごかったよね！」とか言っても、自分たちがケアを繋げていったからその効果だっていう風には思ってなかった。私だけ１人でキャーキャー言ってた。

・ さすがです。

 「良かったね！すごいね！やっぱり認定看護師にも入ってもらって、みんながケアプランを立てて計画的にやったからだよ！」「こうやって患者さんが認知症でもせん妄にならず、管がここに入ってるって認識しながら抜きもせずに、無事退院もできたよね！」って。でも、「え？」っていう感じだったの。なんとなく良くなりました、みたいな感じでした。「いやなんとなくじゃないよ！みんなのケアが入ったからだよ！」って言ったら、「そうですか？」みたいな感じなの。

 以前に私も西先生も大絶賛した、武見さんの『オムツの話』(p.125参照) があるじゃないですか。西先生があの時に言ったのが、「予防が上手にできたとき、それによって苦痛が生じなかったことの価値を証明するのが難しい」みたいな表現をしていたんです。だからうまくいった時、問題が起きなかった時ほど証明というか、評価をすることが難しいのかなと思った。武見さんはそこを評価する力を持っているから。でも、９割以上の人は持ってないような気がするんですよね。だからそこを改めて言われると、「え……」ってなるんだと思う。

 もったいないなって思って。色んな要因はもちろんあると思うんだけど、自分たちのケアが大きかったんじゃないかって思えたらいいのになってね。

 看護でやっていることって、その成果が加算で見えづらいものじゃないですか。例えば、本来は７日間で回復するものが看護師のケアが良かったおかげで５日間で回復しましたっていう場合、それはその患者さんが正常の回復過程が７日間であったかどうかなんていうのはわか

らないわけでさ。だけど、そこの病棟のケアがすっごく良かったからその人はすごくメキメキ回復していって、5日間で退院できましたって多分なるんだけど、それは全く見えないじゃん。

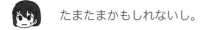 たまたまかもしれないし。

そう。たまたまって思っちゃうと思うんだよ。

ただ、やっぱりクリニカルパスとかになってるから、バリアンスがでるのかその中で帰るのかは、統計的には出ると思う。でもやっぱり、看護師はあんまりそこを重視してないんだよね。

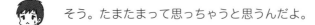 心理士がカンファレンスで入って言語化をすると、すごい感動されるんですよ。だからまた呼ばれるってことが起きるんですけど。

だよね。看護師だってそういうのがあれば報われるっていう感じになる。

そう言われました。

でもね、私はそれ自分たちでやらなきゃいけないと思うんですよ。

最初は、導入はこうやるんだなってわかってもらって、それがどんどん文化として根付いていってくれたらいいなと思うんですよね。私だって、看護師さんから教わって、心理はこういう風にやっていけばいいんだなってなる。そこは交換というか、あっていいと思うんです。でも、あの抽象的な素晴らしいケアを言語化するっていう力は、やっぱり心理士の方が持ってる気がします。師長クラスになったら違いますけど、ご相談6の時のように20歳代の看護師さんとかは、お手伝いしていいのかなって気はしますね。

ぼくらのナイチンゲール論

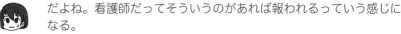 ナイチンゲールについて書いてることとかを読むと、意味があるってわかるけどね。

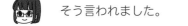 どれに？　意味がある？

看護の歴史を紐解いてみると、例えば、クリミア戦争下の劣悪な環境で兵士たちがバタバタ死んでいったあの当時だって、医者は一生懸命やってたわけで、別に死なそうと思って死なせていたわけじゃない。

JCOPY 498-05738

だけど、そこにナイチンゲールたちが入ったことで、療養環境をこれだけ整えればこんなに死亡率が下がるんだって、統計的に証明したわけでしょう。例えば窓を開けるとか、シーツをちゃんと清潔なものにするとかなんだけど、それを今は単に快・不快みたいな感じの軸で捉えていないかな。窓を開けている方が快、ハッピーだよね、シーツが綺麗な方が気持ちいいよね、みたいな感じでさ。それをやったからどうこうという話じゃなくて、慈愛の精神としてやってあげてる、みたいな。それで、じゃあやらなかったからといって……みたいな感じに思いがちなんだけど。でも、歴史をみるとナイチンゲールはそれが看護の本質として意味があるんだっていうことを、ちゃんと統計的に証明したうえで言語化して世に残した。だから彼女はすごいって話になってるわけじゃないですか。

統計学の母ですからね。

うん。だから、今の看護師たちもちゃんとわかったうえで、どういうケアをすると、実はそれをしなかった時と比べて、患者さんのQOLだったり、療養の質とか回復過程の向上までに寄与するものなんだという実感を持てる見せ方を、もっと上の人たちがやっていくべきなんじゃないかとは思うんだけどね。

今後は、大学教育になった時に変わっていくのかなと思うんだよね。大学の先生は看護を意味付けしていくために研究していると思うから。そうすると、教育の仕方も変わってくると思うんだ。私たちの時は職業訓練だから、即戦力なんだよ。学校を出たらすぐ注射ができるとか、すぐになんでもできるように育てられている。だけど大学教育って即戦力じゃないし、卒業しても何もできないんだけど、考え方とかは徹底的に教わってくるというところでは、少し変わってくるのかなって思ったりする。でも、今までの教育を受けていた人たちがまだまだいるから、その人たちが上にいる間は難しいかもね。だから、何十年も掛かりますよ、きっと。だけどだんだん変わってくるはずだし、そのうち大学院教育をもっととか、6年制になったりとかするかもしれないからね。

そうなってほしいですね。

今までは、言語化するっていう訓練はあんまりされていなかった。黙って体を動かせと。

職人気質。

余計なことは言うなという風に、少なくとも私たちは学んできた。でも、ナイチンゲールも看護学生1年生の時に必修で読むんですよ。だけど、苦痛でしかなかったからね。

まぁそうだよ。

そうでしょうね。

あれを18歳の時に読まされるのはね……。

看護覚え書、読むの苦痛ですよ。あれはね、現場出てから読んだ方がいい。

うん、たしかに。

私は30歳を過ぎて大学に行った時に改めて読み直して、「あっ」って思って。

現場に出てから読むと、すごい本なんだと思うんだけど。

ね。あれ18歳の時に読んでね、何を言ってるんだと。

意味わかんない（笑）。窓を開けるとかさ。

もう当たり前すぎて、なんなのって。

急に、スープと葡萄酒がうんたらとか書いてあってさ、だから何？みたいな。

本当に何を言っているのか全然わからない。時代も生活背景も違うことを知らないまま読むでしょう。ナイチンゲールなんて子どもの時の伝記で犬の看病して……とか、そういうことしか知らないの。

そうなの？

ナイチンゲールってお金持ちの子女でさ、ロンドンと郊外を季節ごとに行ったり来たりしててね。当時、お金持ちの人は郊外にいる時には慈善活動するのが常識だから、その中で病気の人たちに出会う、みたいな生活をしていたわけですよ。慈善活動は別に当たり前のことで。それでご飯を持っていったりとか、小さい子どもの頃は犬の看病したり

JCOPY 498-05738

して、看護師になりたいと思うようになったみたいな話なんだけど、それしか知らないわけよ。それでいきなり看護覚え書を読まされて。いやぁちょっとね、私、道を間違ったかなって。

 · 　　（笑）

　しまった！と思って。大変な世界に入ってしまった。なにこの窓を開けろとか、シーツがどうとか。私はすごくびっくりして。

　ナイチンゲールの子ども向けの伝記はね、おかしいよ。

　かなり脚色されているっていうことに気づいた。

　たぶん理想の看護師像が作者の頭の中にあって、それにナイチンゲールという人物を当てはめているみたいなね。

　もう全然違うから。

　ナイチンゲールの正体とは全然違う。伝記は、クリミア戦争のところを抜き出し過ぎだろみたいな。

　本当に看護師としての現場での活動は数年しかなくて、あとはもうずっと書いたり、政治活動しているような人だから。

　そうですよね。そういうイメージが強いです。

　そう。それで学校作ったり、病院作ったり。でもそれは周りの政治家たちを動かしている。上流階級の子女で人脈がたくさんあるからそれを活用して、そこで色々意見を言うみたいな人だから。

　頭が良いですよね。

　でもね、もう私は看護覚え書が苦痛だった。その感想文を書かなきゃいけなかったの。

　それは大変でしたね。

　何を書けばいいか一番苦しんだね。

　そうだろうね。しかも看護覚え書って覚え書だから。ストーリーになっているわけじゃないんですよね。

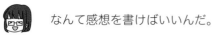 そう、なってないの。だから例えば「換気」とかの章があって、「換気っていうのはこうこうこうでこれが大切。こういう風にする……」と書かれている。食べ物のことだったら、「こういう食べ物がいい」っていうのがダーって書いてあるの。

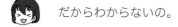 なんて感想を書けばいいんだ。

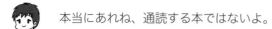 だからわからないの。

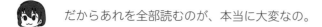 本当にあれね、通読する本ではないよ。

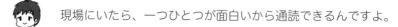 だからあれを全部読むのが、本当に大変なの。

 現場にいたら、一つひとつが面白いから通読できるんですよ。

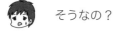 今は、自分の状況に合わせた言葉を拾い出すわけ。例えば病棟のビジョンを作る時に、ナイチンゲールは「病気は回復過程である。その回復を促進させるのが看護である」というようなことを言っているから、その言葉を活用して「看護師の言動で患者の回復過程を妨げないようにする」という内容をビジョンに入れる。ナイチンゲールだってそういう風に言ってるからねって。そんな風に、今使いたいエッセンスを活用するのにはものすごくいいんですよね。だけど、物語じゃないし、学生にとっては本当に苦痛。今の学生は読んでないかも。

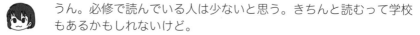 えっ！？

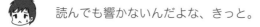 そうなの？

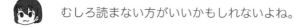 うん。必修で読んでいる人は少ないと思う。きちんと読むって学校もあるかもしれないけど。

 読んでも響かないんだよな、きっと。

 むしろ読まない方がいいかもしれないよね。

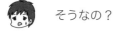 看護師になってから読めばいい。普遍的なこともあるけど、あまりにも時代が合わないから。

JCOPY 498-05738

ナイチンゲールの偉業は、クリミア戦争の中で身を挺して兵士たちを看護したということは、もちろんすごいことだけど、そこが本質じゃない。ランプの貴婦人とかそんな別名を付けられて、ランプを持って回ってくると心が癒されて、ということは本質じゃないんだよね。本質はその看護というものをちゃんと言語化して、体系立てて、かつちゃんとデータで証明して、世界を動かしたっていうところ。

 政治的に動かした。

 そうそう。そこが、ナイチンゲールのすごいところ。

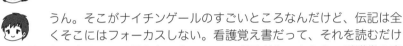 だから、政治家なんですよ。

うん。そこがナイチンゲールのすごいところなんだけど、伝記は全くそこにはフォーカスしない。看護覚え書だって、それを読むだけだったら全くそこは見えないから、その背景があったうえで看護覚え書を読みましょうってなると見えてくるものがある。例えば、シーツをピシッとするとか窓を開けるとかっていうことにも、こういう意味付けがあるんだっていう風になる。もちろん現代では間違っている内容もあるけどね。

 今の現代医学ではってことですよね。

 うん。間違っているっていうか、必ずしもエビデンスで証明されていることではないようなこともある。

 シーツも今は違う人がやってるし。

 まぁね。

 窓開かないし。

 そうね。

 そもそも、言っていることがわからないわけですよ、今の若い人が読んでも。お茶だって淹れたことないわけじゃないですか。

 たしかに。

もうどんどん変わっていって、看護師の仕事内容も変わっているってなった時に、なかなかあれを適用させるのは難しいと思うんだけど。でも、やっぱりエッセンスは伝わるものはあるのかなと思ったりね。でもわからないな。今は、私がナイチンゲールがどうだこうだって言っても、経験年数が上の人たちは「うんうん」って思うかもしれないけど、今の若い子はポカンっていう感じかもしれない。「ナイチンゲール？誰？」みたいな。

 誰ってことはないでしょう。

 学校のどこかに、肖像画とかが飾ってあるでしょう。

 まあ、ナイチンゲールのことは知らなくても、その遺したエッセンスとか言語化することとか、そういったことが現場の看護師たちに伝わっていくとよいですね。これからの教育に期待ですかね。

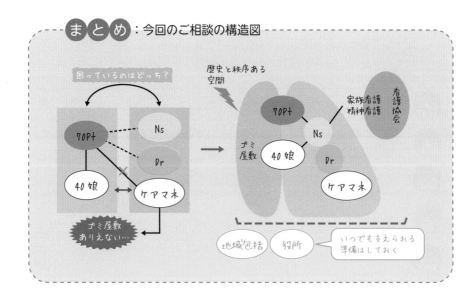

まとめ：今回のご相談の構造図

JCOPY 498-05738

自分を消す、看護師の専門性

　本書の相談の中でも問題となりましたが、「病気を受け入れる」という言葉について。

　病棟では今日も、

「あの患者さんは、自分の病状を理解してない」
「病状の受け入れが悪い」
「現実から目を逸らそうとしている」

　といった言葉たちが飛び交っています。

　僕は、カンファレンスで看護師など他の医療者がそういった言葉を使うたび、

　「そもそも患者さんって、その病状を受け入れないといけないんですかね」

　と、たしなめてきました。認識を改めるべきは僕らの方ではないか、と。

　しかしある時、そんな対立構造に対して、武見さんから驚くような言葉が飛び出したのです。

　「誰が受け入れるとか、受け入れないとかではなく、その病があるってことを感じさせないようなケアをすればよいのではないですか？」

　最初は、武見さんが何を言っているのか、その意図するところが理解できませんでした。でも、その内容を聞いていくうちに「看護ってすごいな……」と思わざるを得なかったのです。

　ここで、最初から議論を振り返ってみましょう。

　ある看護師がカンファレンスで「患者は病状を受け入れるべき」と発言した、というのがそもそもの始まりでしたね。わかりやすいように「がんが進行して衰弱し、自力でトイレに行くことが難しくなった患者」を想定してみましょう。

　看護師は

「もうトイレに行くのは難しいので、オムツの中で排泄してください」
と促します。

しかし、まだ若いその患者は

「いえ、手伝ってさえ頂ければまだトイレに行くことはできます」
と答えます。

もちろん、看護師も面倒くさがっているわけではありません。トイレに行くたびにゼイゼイと苦しそうに呼吸し、正常であれば90%後半はある血中酸素飽和度も、80%以下に低下してしまう。トイレに行くたびに、寿命を削っているのではないかと心配なのです。そして、時々失敗して下着やベッドシーツを汚しては、

「こんな俺はもう死んだ方がいいんだ」
と泣くのだという。看護師が、

「そんなことないですよ。だからこれからはオムツを穿きましょう」と慰めても、患者の表情は暗くなる一方。

患者と看護師の言い分は平行線。そしてナースステーションに戻ってきた彼女は「病状を受け入れてほしい」と呟いたということです。

それに対し僕は、

「患者は病状を受け入れないとならないんだろうか？」
と返しました。

「受け入れられる人はいる。でも受け入れられない人もいる。だから、僕ら医療者側がその『受け入れられない』ことを受け入れるべきなんじゃないか」

「具体的に言えば、患者がやりたい、できると言うことがあるなら、『どうすればそれを助けることができるか』を一緒に考えたいし、もしそれで失敗して落ち込むことがあっても『落ち込むことは当然ですよね』って、言葉に出さなくてもそういう気持ちをもって僕らの方が支えていけばいいんじゃないか」

と話した、ということでした。

JCOPY 498-05738

しかし武見さんの考え方は、僕ら2人の対立構造を軽々と超えていきます。

　「誰が受け入れるとか、受け入れないとかではなく、その病があるってことを感じさせないようなケアをすればよいのではないですか？」
　「病があることを感じさせないような……？　それはどういう意味ですか」
　僕は、武見さんに向き直って尋ねました。
　「患者さんたちは、病気が進行するにつれて次第にさまざまな機能を失っていきますよね。私たち看護師は、理想的には『その失っている部分を失ったと気づかせないようなケア』ができたらいいなと思っているんです。例えば、さっきの患者さんで言えば、彼が『トイレに失敗して惨めだ』って感覚を抱かせないようにする」
　「そんなことが、可能なんですか？」
　僕は、いぶかしげな顔をしながら質問を続けました。
　「そうですね。仮に、オムツの中で便をする状況だとしましょうか。そこで本人が『恥』と感じていた部分を、『便が出て、良かったですね』という視点へとずらす……ということなんですけど。がんの患者さんたちって、病気が進行するにつれて、だんだんとできることが減ってくるわけじゃないですか。その失われた機能を『まるで自分でやっているかのように』感じられるようなケアが看護の理想だと思っているんです。失われた部分を『失った』と気づかせない。そういうケアをすれば、本人は『恥ずかしい、惨めだ』ではなく、『便が出て、ああスッキリした！』としか思わないですよね」
　武見さんは事もなげに語っていますが、僕にはにわかにはその現実が信じられません。納得できていない僕の顔を見て、武見さんは説明を続けていきます。
　「看護師をやっていると、患者さんの表情や雰囲気から『今日はあなたが担当なのね。よかった』と思ってもらえると感じられるときがあるんです。それは、オムツの中で便が出てしまう、と言うことも含めて、何

かがあってもこの看護師と一緒なら大丈夫、っていう安心感かな……。
自分の体の一部が『ある』って感じられるようなものだと思います。も
ちろん、すべての患者さんがその感覚を持てるわけではないし、看護師
によっても違うと思いますが。患者さんにとって『自分の力で歩んで
いったと感じてもらう』ことが大切だと思うんです。実際には看護師が
さまざまなサポートをしていたとしても、その存在を感じさせずに、自
然にそうなっていくように思われるケアが理想的と思っています」

　いかがでしょうか。
　このやり取りで僕は、看護師という専門職のすごさを改めて目の当た
りにしました。
　僕と、病棟の看護師が「患者が病状を受け入れるか、それとも僕らが
現実を受け入れるか」という二項対立で議論をしていたところに、武見
さんは「受け入れるとか受け入れないとかではなく、失ったと感じさせな
いケアの在り方を考えませんか」と、一段上の構造を持ち出したのです。
　医師の専門性では、基本的には「目の前の問題をどのようにして解決
するか」が重視されます。緩和ケアの現場においても同様で、「がんによ
る痛みや不安はどの薬を使えば楽にできるか」「金銭的な問題ある人には、
何の制度を紹介するとよいだろう」「この苦痛を生じさせている原因を、
取り除くことができないだろうか」と考えます。
　また、臨床心理士のスタッフは「失った部分を抱きながら、そこに新
しい意味付けを共に探すアプローチ」を行うといいます。それも1つの
ケアのあり方で、医師のように「問題そのものを取り除くのではなく、自
らの心を現実に近づけていく」ことで苦痛を緩和する方法になります（医
師や看護師がこういったアプローチをとることもあります）。
　しかし、「失われた部分を『失った』と気づかせないケア」というのは、
医師や心理士が真似できない、看護師のみが持つ専門性でしょう。少な
くとも僕は、そんなことを考えている職種に出会ったことがありません
でした。

JCOPY 498-05738

その話を振り返っていたとき、武見さんが「ぜひ読んでみてほしい」と言った本があります。

　それが『語りかける身体　看護ケアの現象学』（講談社学術文庫）です。この本は、交通事故などでいわゆる「植物状態」となってしまった患者たちと、担当する看護師のケアについて書かれています。そして、この本の前提として「植物状態」という言葉は差別的として現在ではあまり使用されず、「遷延性意識障害」といった用語が使用されるようになった、というくだりがあります。さらに、「遷延性意識障害の患者たちは、本当に意識が障害されているのか？」という疑問を呈する人たちがいることも。

長年にわたる植物状態患者への治療と看護の経験から、こうした患者は意識障害ではなく、意識活動を表出するための運動・神経機能に障害があると考えた方が妥当である、としている。そして、彼らをコミュニケーションの方法を喪失し、動くことのできない状態にある患者と考える立場をとる、と提唱する。（同書 p.18）

　実際、この本の中では脳波にも変化がなく、また必ずしも看護側の指示に返答しているとは言えないのだけれど、「いま、この方は看護師の私が話しかけていることをわかっている」としか感じられないことが多々あるのだといいます。科学の立場から言えば、「患者本人が意識障害ではなく、本当はわかっている、とする証拠を出せ」となるのは当然なのですが、看護師たちからはそれは「雰囲気」としか言い表せないもので、ゆえに「これまであまり語られてこなかったこと」なのだそうです。しかし現実にそこには、ものを言うことはできない患者と、熟練した看護師による「言葉を介さない、身体と雰囲気による交流」としか言えないものが存在しているのです。

　例えば本書の筆者は、インタビューした看護師の「患者の目を覗き込んだ時に彼の目に私が映っていた」という表現、そして「痙攣を繰り返した後、本当に意識がなくなってしまった後には、彼の目には私が映ら

なくなってしまった」という語りに注目して、「物理的には看護師の姿を
いつでも反射してもよい眼球が、患者の状態によってそれを成し得たり
成し得なくなったりするのであれば、通常私たちが考える『映る』とは異
なった次元で患者の目を知覚していたのではないか」と考察しています。

「視線が絡む」ことが接触し絡み合っているという感覚的な経験を伴って
いるとすれば、「私が映っている」という感覚は、まなざし（視線）に
よって触れているはずの私が、逆に触れられているという「転換可能性
（相互反転性）」の事実を指し示していると考えられよう。つまりこの表
現は、どちらかが触れる側であり触れられる側かがはっきりしない、触
れている感覚が次の瞬間には触れられる感覚に反転し得る、あるいはそ
の逆が起こり得るような切迫性を伴った感覚を意味している。
（同書 p.160-161）

メルロ＝ポンティによれば、こうした相互反転性によって「ちょうど私
の身体の諸部分が相寄って一つの系をなしているように、他者の身体と
私の身体もただ一つの全体をなし、ただ一つの現象の表裏となる」ので
ある。つまり、反転によって私の＜身体＞は、まなざしが触診した他者
の＜身体＞と「対」になるのであり、この状態においては、私も他者も
独立した一つの存在として経験されているのではない。そうではなく、
私と他者が一つの現象の「表裏」となっているのであり、「その時どきの
その痕跡でしかない無記名の実存が、以後同時にこれら二つの身体に住
みつくことになるのである」（同書 p.161）

　つまり、「視線が絡む」ことを感じられた看護師と患者は、その状態に
おいては身体が「対」になっている感覚を共有できたのであり、一方で
痙攣後の患者からはその「通じ合っている」感覚が失われてしまうのだ、
と語られています（本書の中ではその共有されている「私とも他者とも
言えない」感覚を「間身体性」という言葉で表現しています）。
　この本の記述から、先ほどの武見さんの言葉に戻ると、つまり「失わ

JCOPY 498-05738

れた部分を『失った』と気づかせないケア」とは、患者と看護師の身体が相互反転することによって間身体的存在を開いていこうという試みと言えます。

その結果として、

「失われた機能を『まるで自分でやっているかのように』感じられるようなケアが看護の理想だと思っているんです。失われた部分を『失った』と気づかせない。そういうケアをすれば、本人は『恥ずかしい、惨めだ』ではなく、『便が出て、ああスッキリした！』としか思わないですよね」

という表現につながるということでしょう。看護師が間身体的存在として開かれていくことで、患者にとっては「自分の失われた身体（機能）が、『ある』としか思えない感覚」を共有できるところを目指す、ということなのです。

このような間身体的存在として自らを開いていくことは、医師には難しいでしょう。医師は、患者から少し離れたところで全体を俯瞰し、そのうえで適切な治療方法を探す訓練を受けているためです。

また、自らと患者との距離感をつかめない看護師もこのアプローチは難しいかもしれません。患者の心理的圏内に近づきすぎることは、精神的負担が大きくなりすぎ、結果的に自らも、そして患者をも傷つけてしまう結果になりうるからです。「自分はいま患者とどのくらいの距離感にいるのか」「いま自分は専門家として自らの身体感覚を患者と共有している」ことをセルフモニタリングできる必要があります（具体的には「メタ認知」ができるかどうか、によります）。

失ったものに気づかせないケア。

すべての看護師ができるわけではない、また熟練した看護師でも患者によってできるできないはあるでしょう。しかし、「こんなアプローチがあるのだ」と知ってもらうことは、医療者にとって大きな力になるのではないでしょうか。

8 患者さんと家族の意見対立に悩む病棟看護師

今回のご相談

(50歳代看護師)

急性期病棟の看護師として働いていますが、家族の受け入れが悪いことにイライラする機会が多いです。具体的には、がんなどの終末期の状態で、病院ではもうできることがないし、本人も自宅に帰ることを望んでいる方が多いのに、家族が「元気になってから帰ってきてほしい」とか、「自宅で介護するのは難しい」とかで、受け入れを拒否したり先延ばしにしたりします。もちろん、そこで介護施設の提案とかもしますが、そうすると「お金がない」とかでやはり拒否されますし、そもそも患者さん本人がそんなところに行くことを望まれていないのです。先生に説得をお願いしても「家族が受け入れない以上、仕方ない」と言って、説得を諦められてしまいます。私は、「家に帰りたい」という患者さんは1日でも早く自宅に戻ってもらうべきだと考えていますが、受け入れの悪い家族をどのように説得すれば受け入れられやすいのでしょうか。

なぜ帰りたい？ なぜ帰ってきてほしくない？

 福島

これも、「受け入れが悪いのは誰なのか」という問題ですよね。

 武見

まぁ、よくありそうな話ですね。

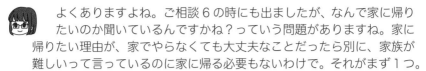
よくありますよね。ご相談 6 の時にも出ましたが、なんで家に帰りたいのか聞いているんですかね？っていう問題がありますね。家に帰りたい理由が、家でやらなくても大丈夫なことだったら別に、家族が難しいって言っているのに家に帰る必要もないわけで。それがまず 1 つ。

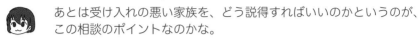
あとは受け入れの悪い家族を、どう説得すればいいのかというのが、この相談のポイントなのかな。

「家族は説得されるべき存在である」という、この考えがまず難しいと思うけど。

まず、家に帰りたいという人の理由はよく聞かないといけない。そこを聞いたうえで、家族とどう話すかというところだと思う。患者さんがどうしたいのかというところと、ある程度病状が説明されているのであれば、家族の「元気になってから」とかの希望はムチャなわけだから。「もう元気になりませんよ」とは言えないけど、でも元気になってからという希望は難しいっていうことを、ある程度こっちが言語化しないと。この状況で帰ってこられたら困る……というのは、普通の人にとってはそうだし、病院にいるのだから元気になるだろうとは、思っているのかなって。それが難しいかもしれないこと、説明しないと無理かなと思う。う〜ん……説得というよりは、患者家族と医療者との乖離があるから、それを埋めていくようなコミュニケーションをとっていかないと。まず患者さんはなんで家に帰りたいと言っているのか、その希望を伝えていかないといけないし……。

ご家族の言う「元気になったら」がどういう状態かと、ちゃんと聞いているのかなと思うんですよね。一番よく聞くのは、「トイレに一人で行ってもらえないと、日中に独居になるから困る」ということ。そういう状態を言っているのか、それともヘルパーさんとかたくさんいて、日中独居でみんながお仕事で離れていても大丈夫な状態だったら帰ってきていいっていう状態なのか。家族と患者さんが言っていることを、もうちょっと抽出しないと。だって、説得できるだけの材料を持っていないわけですから。納得されないです。

そこは、よくよく聞いておかなくちゃいけない。材料を持っていないと、説得できるはずもないから。そりゃ平行線になっちゃうだろうなと思う。

自宅で介護するのが、どんなところが難しいと思っているのかとか。

でも、ここで看護師が聞いているのは、「受け入れが悪い」だから。もう終末期で今後上向きになっていくことはたぶんないのに、上向

きになってきてほしいということを言っているんでしょ。家で動けなくなって入院したけど、入院して点滴すればまた歩けるようになって帰ってくるでしょうみたいな。

いつも思うのですけど、家族がそう思う方が普通であるっていうのを、そろそろ医療者も学んでくれないかって。病院に行ったら元気になって帰ってくると思うのが普通だから。決して受け入れが悪いとかではない。もちろん否認している人もいますけど、これが正常な反応なんだよ。それを正して説得しようと医療者側が頑張っちゃって、受け入れが悪い家族というレッテルを貼るわけで。

もし、この状態で帰ってこられたら、実際に困るんだろうなって思う。何が困るのかっていうのはもっと具体的に聞かないとならないけど。自宅か介護施設かみたいな選択肢になっていて、まぁそうなんだけど、何が困るのかをやっぱり聞かないと。

患者本人が帰りたいって言っているのに、家族が拒否するのを聞いて「ムキー」ってなっちゃってるわけですよね。

そうそう。自分は一日でも早く家に帰らせてあげるべきだと。でも準備も必要だしなとか思うと……。終末期だから一日でも早くと思っているってことだろうけど。

準備を進めようとしていないから、この看護師さんは怒っているのでしょ？　家族が「一週間後まで時間ください」とか言っているんだったらまぁそれはありなのだけど、このままだと未来が見えない。看護師……看護師に限らずだけど、医学的に帰れないわけではないのに、患者から「なんで俺は家に帰れないんだ」と言われた時に、答えようがない。奥さんが拒否しているからですよ、とかは本人には言えない。だからこう、「もう少し元気になってからね」みたいな詭弁を言うしかないとなると、看護師の方はモヤモヤする。半分嘘だしね。看護師が患者の味方をしたいと思うと、患者本人＆看護師 VS 家族＆医師みたいな感じなんでしょうね。医師は家族の味方。医師は「家族がそう言うんだからしょうがないよ〜」みたいな。

イラっとするわけですよ。

「先生はどっちの味方なんですか！」ってね。

でも、こういう人を帰したりする時って……どうかな、患者さんがこういう思いでいるというのを、家族に伝えたりする。本人同士では話せていないってことがあって、患者さんに「その思いを家族に言え

てますか？」って聞くと、「言えていない」ことが多い。以前に、「じゃあそれを私たちが代わりに言ってもいいですか？」って聞いてから、家族に私から伝えたこともある。それで、奥さんが「そんなこと言ってるんだ」みたいなことはあったんですよね。実際最初は、奥さんは「無理無理」って言ってたんですよ。本人は、「やっぱり家がいいんだよ」って言ってて、病棟も困っちゃって。それで、「こういう理由で家がいいって言っていたんですけど」って。

 これはアドボケイトの能力のことなのかなって思う。

 私も思います。

 看護師の大事なスキルの一つじゃないですか、アドボケイトって。だけど、このケースは対立姿勢を作ってしまって、「患者さんはこう言ってるんです！」って家族を悪者にして対立関係を作っちゃうのはアドボカシーではないよねって。

 そこを間に入る。これって家族の問題でもあると思うんです。たまたま今病院にいるけれども、本来は家族同士で決めてなきゃいけないことを、病院にいるから看護師もキーキーってなっちゃう。でも本来は、どこで過ごすかっていうのは本人と家族が決めるっていうのが普通なのだと思う。だから、それが今できない状況に看護師が入るとしたら、やっぱり本人の思いをよくよく聞いてそれを伝えているのかどうか、伝えられるのかどうかってこと。自分で伝えられれば、私はそれが一番いいと思う。でも、例えばそれを看護師が伝えるなかで、家族がどう変化するのかっていうのは、見ていってもいいのかなって。受け入れが悪い家族っていう風に思うかもしれないけど、でも本人がどう考えているのかを、ご家族は実際に知らないかもしれない。例えば、「ご主人はこういう風に私たちには言っているんですけども、ご存じでしたか？」って言った時に、「そうなの？」って。だったら……ってなる可能性はないとは限らないと思う。私たち看護師は、入るとしたらそこに入る。まず、受け入れが悪いという風にあんまり思い込まない方がいいのかなって思う。まぁ、そういう風に見えるし、イラッてするのだけれども、福島さんが言ったように、こういう人が当たり前。一般の人は元気になって帰ってくるというのが当たり前に思っていることなんだと思うと、医療者が考えるより終末期の状態がわからないんだよね。医療者から見たら「これは時間がないな」というのがわかるんだけど、全然家族はわかっていないなんてことは本当にたくさんある。そうすると、「うちの家族はずっと生きていて元気になるんだ」という、こっちからみたら「え！？」と思

うことを信じていることがある。でもそれが普通だと思うんですよ。だから、そこをマイルドに伝えるというのが必要なのかな。今しか帰れるタイミングがないかもしれないとか。実際に機を逃して帰れなくなっちゃった人もいたりしてね。それは準備をしていてダメだったということもあるけど。少し準備を一緒にするとか、何が難しいと思っているのか家族の思いを聞くとか、本人の思いを伝えるとか。間に入る関係性になれば、本人の言っていることはわかるけどこれが無理とか、少し家族の思いも聞けると思うんですよね。

　そうそう。

　実際に何に困っているのか具体的にわかれば、それこそ医療者はたくさん情報を持っているわけだから、「こうできますよ」ってサポートできる。そんなことで困っているんだったらこういう風にできますよ、ああいう風にできますよという情報を言った時に、家族はまた「あ、そうなの？」って、変化していく。まだまだ伝えられてない情報がたくさんあるんじゃないかなって思うから、そこに入っていくって感じかな。

　看護師の専門性に、患者さんのアドボケイトするっていう役割があるから、患者目線に立つとことは必要なことだと思うんです。目線としては患者の目線を持っていていいと思うんですけど、ただ家族とコミュニケーションを取るとなった時に患者に寄りすぎてしまえば、そりゃ対立するよねって思うんです。そういう時はもうちょっと、武見さんがおっしゃっていたように間に入ってほしいです。患者さんの側から家族と話しているから対立しちゃって、「受け入れ悪いな！」となっちゃうと思うんですけど、間に入ったら両者の言い分がわかる。患者の思いをアドボケイトするには、家族のこの気持ちを聞かなくちゃとか、不安な点はこういうサービスが入るから大丈夫ですよとか、何の情報を出せばいいかがわかるから、もうちょっと家族側というか、一旦ちょうど真ん中に入ってほしいと思うんですよね。家族力動を見るとかね。よくいるじゃないですか、たばこにパチンコに女に好き勝手やってきて家に帰りたいって言っても、奥さんは嫌ですよね。そういうこともあるから、本人と家族が決めたことは医療者がどうこうできることではないから。

　決めるというのは、やっぱり本来は本人と家族がやるべきことだから。そこを自分たちがどうにかしなきゃいけないってどうしても思うけど、だけど、決めるのは最終的には本人と家族だというのは忘れない方がいいと思う。そうしないと、最終的に自分たちをまた責めることになるから。

　帰らせてあげられなかった、説得できなかったってね。

JCOPY 498-05738

これでもし亡くなってしまった時に、やっぱり無力感にさいなまれるのは看護師。患者さんと家族の間に入るところで、やれるべきことはもうちょっとあるかなと思うけど、それでも無理な時もあるし限界があるのは、わかっていた方がいい。その中で自分たちは最大限やれることはやったっていう風に、どっちみちなるしかない。帰れたとしても、帰れなかったとしても、やれることはやったっていうのが落しどころなのかなと思う。そもそも最初から受け入れが悪い家族という風に括っちゃうと、なかなか話を聞こうとする感じにはならないから。

ならないですよね。

まず患者さんの話を聞く。家族にそれを伝える術を考える。そこをやるなかで、家族とコミュニケーションを取る……みたいな。

武見さんの話を聞いていて思ったのは、患者さんに家へ退院してもらうって話が出た時に、家族内で新たな「役割」が生まれるっていう視点がないのかなって。これまでの「家族」という集合体があるところに、在宅での介護が始まると、患者と介護者という役割が出てくるじゃないですか。介護者としての部分しか見ていないような印象を受けるんです。それで、家族はその介護者的な役割を無償で当たり前にすべきであるという、信念があるのかと。

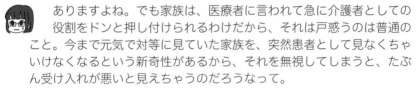そう思い込んでる。そういう価値観があるよね。

ありますよね。でも家族は、医療者に言われて急に介護者としての役割をドンと押し付けられるわけだから、それは戸惑うのは普通のこと。今まで元気で対等に見ていた家族を、突然患者として見なくちゃいけなくなるという新奇性があるから、それを無視してしまうと、たぶん受け入れが悪いと見えちゃうのだろうなって。

介護施設の件も、別に悪いこととは思わなくて。お金のことはあるからそれは予算の範囲の中で探さないといけないけど。でも家族が本当に無理なら、コミュニケーションをしていくなかで、患者さんにも家族のなかで自分の意見がすべて100％通るとは限らないわけだから、そこは諦めてもらわないといけない。諦めてもらって、妥協点を見つけることもアリだと思う。なにがなんでも患者さんの希望を叶えなきゃいけないかというのも、その家族の中では難しいこともあるから……う～ん、説得って言うと全部を請け負っちゃっている気がする。

そうですよね。

説得するのが医療者の役割ではない気がする。

 違う違う。

 家族と本人が選んでいったらいいんじゃないかな。

 患者さんと家族が選べるように、帰れるか帰れないかは別として、話し合ってみんなで結論を出したよという風に持っていくのがたぶん、医療者の役割。患者が言っているからって一方的に家族を説得するっていうのは医療者の役割じゃない。

 だから、意思決定支援のプロセスだと思うけど、説得っていうよりは、この方たちが決めるのを支援する、助けとなる。意思決定するのはあくまで患者さんであり家族。それなのに、最初から結論を決めてかかっている感じが、医療者ってあるから。そこを柔軟に、「どんな選択でもいい」とはなりにくいのかなと思った。もう、家！と決まっていて、意思決定支援って言っているけど、結局自分の価値観と違うことになったら「えっ」、となってしまう。患者さんや家族がどっちを選んだとしても、それを私たちは支えていかなきゃいけないよねというのは、病棟でもよくある。私たちが良いと思っていない方を選んだとしても、良しとする。幅を持たせておかないと、また自分たちが辛くなると思うんだよね。……説得をしない。

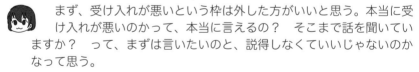 ね？ "説得をしない"が回答になりますよね。

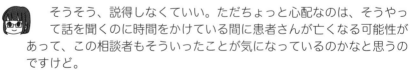 まず、受け入れが悪いという枠は外した方がいいと思う。本当に受け入れが悪いのかって、本当に言えるの？ そこまで話を聞いていますか？ って、まずは言いたいのと、説得しなくていいじゃないのかなって思う。

 そうそう、説得しなくていい。ただちょっと心配なのは、そうやって話を聞くのに時間をかけている間に患者さんが亡くなる可能性があって、この相談者もそういったことが気になっているのかなと思うのですけど。

 でも、私は亡くなったら亡くなったで、それは仕方ないと思うんですよ。

 私もそう思います。

患者さんの希望は叶えられなかったかもしれないけど、それを叶えようと動いていることは事実としてある。患者さんの話を聞いたり、家族の思いを聞いたり、ソーシャルワーカーとか色んな人に相談したり。色々やっているなかで、やっぱりダメだったということはたくさんある。でも、なかなか希望通りにはいかなかったとしても、それを一緒にやったっていうのは家族と共有できると思うんですよ。それは、持っていき方によっては、家族にとっても救いになるかな。看護師の声のかけ方によっては変わってくると思うんだよね。ただ、受け入れが悪い家族って思っていると、「だから間に合わなかったじゃん！」って看護師が責めるっていう風になるとお互いに辛いと思う。家族も救われない。家族もずっと自分自身を責めることになるかもしれないから。自分とは別に家族の、この人たちの問題として分けて考えた方がいいのかな。

コラム　自分の感情に気づく

　修士時代、「感情と看護」の著者である武井麻子先生の授業を1年間受講しました。受講生が輪になって思い思いに自由に話すというスタイルで、私は自分が体験した看取りの場面を話しました。

　それは、呼吸が苦しくて椅子に座って過ごしていた患者さんをひとりで看取った場面です。その日面会に来ていた高齢のお母さんには、患者さんが今夜亡くなるかもしれないことは伝えましたが、お母さんは体調も悪く帰宅されました。私は多分、今夜この患者さんは亡くなるのではないかという気がして、注意しながら見守りが可能な限り付き添っていました。夜間で看護師も少なく、私はひとりで患者さんが椅子から落ちないように抱えて最期の一息を見守りました。患者さんの息が弱くなると、共に抱えている体はずっしりと重くなって、命の重さのように感じて、私は泣きながらそれでも必死でした。患者さんの呼吸が苦しくなったときは鎮静剤を医師の指示で使用していたのですが、それを使ったことで呼吸がとまったのではないかと私は恐れ悩んでいました。先輩や医師にその悩みを話した時は、「間違っていない、それでよかった」と言わ

れたけれど、私の心は晴れませんでした。

　……と、いうような話をしたとき、武井先生が、「あなたそんなつらい
ことをひとりでやったの？　そして今まで抱えていたの？」と開口一番
仰ったんです。そしてそのセッションに参加していた他の人たちが、
次々に私の大変さを労うような言葉を発してくれたんです。泣いている
人もいました。私はその反応を受けて、初めて自分は、「そうか、つらい
ことをひとりで頑張ってやっていたのか」と気づいたんです。

本人と家族が自分たちで選べるように、働きかける

 結論は、まず、受け入れが悪い家族っていうレッテルを外していた
だく。

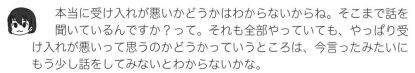 本当に受け入れが悪いかどうかはわからないからね。そこまで話を
聞いているんですか？って。それも全部やっていても、やっぱり受
け入れが悪いって思うのかどうかっていうところは、今言ったみたいに
もう少し話をしてみないとわからないかな。

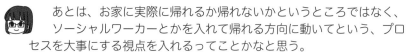 あとは、お家に実際に帰れるか帰れないかというところではなく、
ソーシャルワーカーとかを入れて帰れる方向に動いてという、プロ
セスを大事にする視点を入れるってことかなと思う。

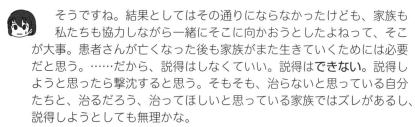 そうですね。結果としてはその通りにならなかったけども、家族も
私たちも協力しながら一緒にそこに向かおうとしたよねって、そこ
が大事。患者さんが亡くなった後も家族がまた生きていくためには必要
だと思う。……だから、説得はしなくていい。説得は**できない**。説得し
ようと思ったら撃沈すると思う。そもそも、治らないと思っている自分
たちと、治るだろう、治ってほしいと思っている家族ではズレがあるし、
説得しようとしても無理かな。

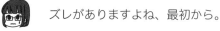 ズレがありますよね、最初から。

 あまりにもズレが大きすぎて、説得は無理と思うから。まずズレが
あるっていうことを認識してからコミュニケーションを取っていか
ないと、どのみち失敗する。

どうですか？

いいと思います。ちなみに、看護としてのアドボカシーの教科書み
たいなのってあるんですか？　アドボカシーについて書いてあるや
つとかを調べてたんだけど、「抽象的な患者さんの言葉を代弁する」みた
いなことで、よくあるのは症例が出てきて、私がこういう風に関わって
彼の気持ちを代弁したところ、こういう風になってうまくいきました、
いい話でしょう？……みたいなのが看護の分野では多いんだけど、せっ
かく専門家の技術だとするのなら、それをもう少し体系立てて書いてく
れたらいいのにと思うんだよね。心理学がすごく面白いなって思うのは、
心理学はやることに一つひとつ名前を付けるってところ。こういう理論
を使うとか、こういう考え方によると……ってやるじゃないですか。だ
からすごく面白いと思うんだけど、看護だとなんかフワッとしてて。「語
りを聴く」とかいうのだけど、どう聴くの？っていうことがわからない。
ご相談⑥の怒っている人に対してどう答えるかとなった時に、普通は若
い看護師は怒っている時に対応できないって言っていて、若い看護師と
ベテランの看護師は何が違うのかって話があったじゃない。そこはちゃ
んと言葉になってないと、「私の優秀な背中を見て同じようにやればい
いのよ！」って言っても、いやできないよっていう話でね。でも看護っ
てそういうのが多い。

 背中を見て学べ。

 そう。職人的なのが多い。

 言語化してないね。しかも、しにくいこともあるし、そもそもして
こなかったっていうこともあるんだよね。

 さっきの武見さんのやり方が正しい方法なのか、教科書的にどうな
のかは僕は知らないですけど、この相談者のやり方というのはすご
く浅いところでやっているように見える。実際は違うのかもしれないけ
れど、相談内容だけを読むと、そのように思えてしまう。アドボカシー
をしようとはしているんだろうだけど、本人の気持ちになり代わってる
つもりで自分の気持ちを言っているように見える。

 うんうん。

 本来アドボケイトするというのは、患者本人の気持ちを代弁してよ
り良い方向にもっていかなきゃいけないはずなのに、仮に本人と家
族を直接ぶつけても同じような結果が起こるようなことを、ただ単に本

人が出ないで看護師が代わりに出て家族とバシバシやっているだけであって、それは素人でもできることじゃない。そうじゃなくて、プロフェッショナルとしてアドボカシーの能力を発揮しようとするのなら、それにはどういうやり方が必要なのか。武見さんがさっきおっしゃっていたのが一つの例だとは思うのですよね。「本人がこんなことをこんな風に言っていたんですよ」って、そうすると家族側が「え、夫はそんなことを言っていたんですか？」っていう風になるっていうのは、それはストーリーとして語るって手法なのかな。それだと対立関係にならない。「本人は家に帰りたいって言ってます！（ムキー）」じゃなくて。それだとストーリーではない。ただ本人が言っていることをそのままオウムみたいに伝えているだけだから。

伝書鳩。

そう、伝書鳩。でも、さっきの武見さんの言い方だと、もっと「語り」になってるじゃないですか。「本人は私にこんな話をして、こんなことを言っていて、家族へはこういう風に伝えたいとか言ってたんですよね」……とか言うと、それはかなりニュアンスが違うと思うんですよね。それがまず一つ。でもこの相談者の話だと、かなり浅いところでレッテルを貼って受け入れが悪いとなってるから、そこで話が進まなくなってしまっている。すごく層が浅い。もっと掘っていっていけば、こっちの分岐もあるしこっちの分岐もある。それで、こっちの分岐の問題は介護サービスなのかなとか、こっちの問題はドクターに少し病状のことを説明してもらった方がいいのかな、とかね。それぞれの分岐で対応方法が見つかってくる。それが結果としてうまくいって家族の気持ちが変わって本人が家に帰れるかといったら、それは別問題なんだけど。とにかくその、さっき武見さんが言っていた「やり切った感」って言うのかな。

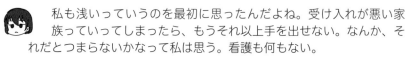

私も浅いっていうのを最初に思ったんだよね。受け入れが悪い家族っていってしまったら、もうそれ以上手を出せない。なんか、それだとつまらないかなって私は思う。看護も何もない。
　看護師だからこそ、そういうレッテルは貼りがちなんだけど、そこで、本当にそうなのかな？　ってところから始めないと。そのままだと看護は何もすることがなくなっちゃう。まして説得なんてするだけ無駄だからやめた方がいいし、むしろ害だから。だけどやるんだったら、今言ったみたいなストーリーで伝える……っていうのがベストなのかは私はわからないけど、エピソードで伝えていく。家族の今までの歴史もあるから、どんな家族だったのか、どんな夫だったのか、どんな奥さんだった

 JCOPY 498-05738

のかとか、そういう家族の歩んできた歴史もある意味覚悟して聞かないと、たぶんダメなんだと思うんだよね。今の病院の中だけにいることでは、そもそも太刀打ちできない。

 ・ 　　うん。

 　だから、この人たちがどんな人生を送ってきたのかを、人生の最後を迎えようとしている今だからこそ聞く人が必要なんだと思うし、その中から、何かきっかけがあるかもしれない。本当に帰したいのであればなおさら、覚悟して聞かないといけない。

 　そうそう、そうだよ。

 　いきなり納得した。

 　家族の歴史を聞いていくと、「だから、私が聞いたあの発言に繋がるんですね」って言えるじゃないですか。アドボカシーっていうのは、患者さんが旦那さんで家族が奥さんだとしたら、患者本人が面と向かっては言えないけど、それを本人だったら本当はこう言いたいんだろうなというのを、うまく分解した上で言葉にするという話だから。奥さんの語りが出てきたなかで、それに対して、「なるほど、あの時の言葉っていうのはそういう文脈から出てきた言葉だったんですね」とか言うと、その奥さんも「夫はそんなことを思っていたんですね」って受け入れやすいじゃないですか。自分が言った言葉に乗っているから。それを、奥さんの言葉を封じ込めて「帰りたいって言ってるんですよー！（ムキー）」って言っちゃうと、「私の思いは違います！」みたいになっちゃう。

 　もう無理ってね。

 　そう。相手の言葉・語りに乗せて患者本人の語りを重ねていくと、共感するところまではいくかもしれない。

 　患者さんの話を聞くと、家に帰してあげたいなって思うんだけど、でもそこはなるべく隠して、患者さんの言葉で話すとか。あとはやっぱり、ここまでやって無理ならもう諦めるかっていうね。

 　そういう人もいる。ろくでもない夫もいるからね。

 　以前あったケースでも、多職種の人たちと言ってたんだよね。ここまでやって奥さんが無理と言うんだったらもう諦めよう、本人にも諦めてもらおうって。色んな人が関わっているのであればその人たち

とそういう話をしておくっていうのも必要だと思う。この相談内容の医師の反応を読むと、何がなんでも帰すっていうわけでもなさそうだから、病院にいてもいいだろうなって考えると、家には帰れなくてもその準備はしておくっていうのは嘘じゃないから。「もう少し元気になったらね」は嘘かもしれないけど、「今準備はして、奥さんと話し合ってるよ」とか、それは事実。

 　　二人の話を聞いていて思ったのが、私自身がその家族に対して、「わからずや！受け入れが悪い」って思わないかって言うと、思うんですよ。思うんだけど、それは福島本人であって、心理士の福島はそうは思わないんですよ。じゃあ心理士の福島は何をやるかと言うと、キャッチボールで言うと、どういうボールを投げたら取りやすいか、そしてまたそのボールを返してもらえるかということを考える。でも、このケースはボールをぶつけている。

 　　（笑）

 　　「本人が帰りたいって言っています！（暴投）」みたいな。そりゃ家族は怖いと思って逃げちゃいますよ。そうじゃなくて、下からポンと投げる感じ。それがさっき西先生が言ったストーリーとして伝えるっていう意味なのかなと思いました。
「この〜（。-`ω-）」、という気持ちは片隅にはあるんだけど、その気持ちは私は私で大事にしてるわけです。そんなこと思っちゃダメって聖母みたいな考え方は全くしていない。それは私の価値観。でも、この患者と家族を支援するためには、専門家としてどうボールを投げるのか。転がすになるかもしない、届けばいいやになるかもしない。それがケースケースによって違うというのを肝に銘じながらやる感じかなと思いました。

 　　たしかにね。帰れなくても、でもそれは家族が選んだこと。

 　　家族が選べるように、働きかける。それを決定するのは家族ということですね。このケースは働きかけていないんですよ。ボールをぶつけているだけだから。患者と家族が話し合えるように働きかける方が医療者の役割だと思います。説得するんじゃなくて。

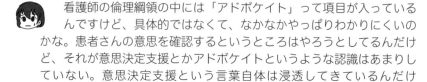 　　看護師の倫理綱領の中には「アドボケイト」って項目が入っているんですけど、具体的ではなくて、なかなかやっぱりわかりにくいのかな。患者さんの意思を確認するというところはやろうとしてるんだけど、それが意思決定支援とかアドボケイトというような認識はあまりしていない。意思決定支援という言葉自体は浸透してきているんだけ

JCOPY 498-05738

ど……なかなかね。難しいよね。

 今回のケースでは、間違ったアドボケイトの仕方をしてますね。

 そうね。「家族は患者が元気になると思ってる、でも医療者はムリと思ってる」とズレがあるのと、受け入れが悪い家族ってレッテルが貼られてしまっているところで、より難しくなってるよね。さらにコミュニケーションが取りづらくなってる。「受け入れが悪い家族」というレッテルは、陰性感情ですから。そうするともう話したくないって気持ちに看護師側もなってしまう。

 そして「説得できない医師が悪い！」ってなっちゃう。

 そうそう。家族がどんなことを思って無理だと言っているのかなって、例えば今日は1個でも聞いてみようとかね。「何が難しいんですかね？」っていうところを聞けると、一歩進むことがあるから。話を重ねていくしかないのかな。

 そうですよね。

 説得しなくていいから、話してほしい。

 その通りだと思います。説得だと一方的だけど、話をするのは相互の関係だから。

 何が難しいか聞いてみてほしいな。

患者と家族の間に立つのがアドボカシーではない

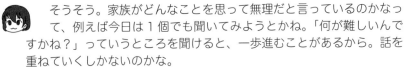 質問。さっきからの二人の話を聞いていて思ったんだけど、例えば病棟で「帰りたい」って患者さんがいて、本人にも家族にも話を聞いていったら、患者本人の方がこれまでとんでもない人生を歩んできたと、酒飲みバクチみたいな。それはたしかに介護したくないですよねって家族の方に共感できるとなった場合ね。みんなの方針としては「もう最後までこの病院にいてもらおう」となったとしても、本人はそんな感じの人だから「俺は帰る！」みたいに言い張っている場合に、僕らはどう対応していったらいいんだろう。それ、いつも迷うところでね。「元気になったら帰れるよ」って言ったら、それは嘘でしょ。嘘つくのはどうかなと思う。でも、いくらろくでもない人だとわかったとしても、僕ら

はあくまで患者さん本人の意思を尊重する。本人の家なわけだし本人が帰りたいって主張する権利はあるわけですよ。だから、無下にもできないって話。だから、そういう風になった時には、本人と家族で対峙してもらって、僕自身はそこにレフェリーのように立ち会って「ファイ！」ってやってもらうことが多いんだよね。本人と家族が納得いくまで、言葉で殴り合ってください、みたいな感じでね。でも、それが正しいやり方かどうかはよくわからないのです。どう思いますか？

 あ〜……、うーん……。

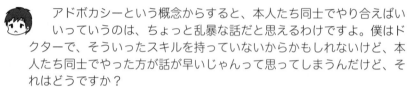 アドボカシーという概念からすると、本人たち同士でやり合えばいいっていうのは、ちょっと乱暴な話だと思えるわけですよ。僕はドクターで、そういったスキルを持っていないからかもしれないけど、本人たち同士でやった方が話が早いじゃんって思ってしまうんだけど、それはどうですか？

 うん。ありますよね。患者さんが帰りたいって言って大暴れしていて、家族も呼び出されてほとほと困っている。でも、それが現実だから。家族は「あの人に帰ってこられると本当に困っちゃうんですよ」って。そういう時はちょっと奥さん側について、「大変ですよね」っていう感じで言っていくと、それでもなんだかんだ夫婦なわけだから、それを見ている間に変わっていって、それで連れて帰るっていうパターンもあるし。

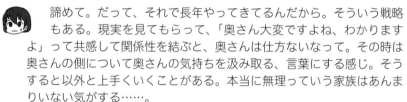 諦めて？

諦めて。だって、それで長年やってきてるんだから。そういう戦略もある。現実を見てもらって、「奥さん大変ですよね、わかりますよ」って共感して関係性を結ぶと、奥さんは仕方ないなって。その時は奥さんの側について奥さんの気持ちを汲み取る、言葉にする感じ。そうすると以外と上手くいくことがある。本当に無理っていう家族はあんまりいない気がする……。

 いますよ。

 いる。会ってもくれない家族とか。

それは、僕はダメと言うんです。家族が「先生から『帰れない病状なんですよ』と言っておいてくれればいいですから」って言ってくることがある。その時は「僕は職業倫理上、その嘘はつけません」って言うんだけど。医師に、医学上の嘘を付かせて本人の権利を奪おうとす

るのは絶対ダメだと思うんです。それは、医師 - 患者関係の根幹に関わる部分だから。

 そんなに帰ってきてほしくないなら、自分で言えと。

 そうそう。自分はまったく手を汚さないでね。それはダメです。「そういうことを言いたいんだったら、あなたが直接言ってください」と。「僕は本人に聞かれたら、僕は帰れますって言いますよ」って。そこの味方はできませんと言うんだけど、それは冷たいのかな？

・ いや。

 冷たくないと思う。それはいいんじゃないですか。それは本人も、例えば今までの悪行を奥さんから言われたとして、そうしたら堪えると思うんだよね。でもそれは、人生が終わる時になってそういうことを言われて、それは自分がこれまでやってきた結果だから。そうすると、やっぱり無理って、その人に諦めてもらうことはあるかもしれない。でもそれは私たちが悪いわけではなくて、患者が悪いわけでもないんだけど、家族で決めること。だから、私たちが決めないっていうのがいいのかな。最終的に決めるのは患者と家族。それは絶対に押えておかないといけないと思う。

 ニュートラルにいてほしいなと思います。

 そうですよ！感情があるから、その時その時でこっちに寄ったりあっちに寄ったりはあるかもしれないけど、でも、最終的には誰が決定することなのか、誰の問題なのかというところは見失わない方がいい。ちょっと間違いやすいんだよ、「自分がなんとかしなきゃ！」と思っちゃう看護師って結構多いんだよ。

 そうそう！

 でもそれは、私たちがなんとかすることではない。若い看護師が、「家族が1階に来てるけど面会できないから、患者さんのお金を預かって渡しにいっていいですか？」って言うから、ダメって言って。それは家族にデイルームまで来てもらって、患者から直接渡してもらってって。「お金は絶対受け取っちゃダメだから！」って言ったら、「あ、そっか」とか言って。そこに介入しようとしちゃうから、危ない。とにかくお金のこととか家族のことは首突っ込むなって。でも、看護師は患者さんが困ってるからやってあげたいっていう正義感でやっていることだからね。なんか無邪気に言ってくるわけ。

無邪気にね。

もし歩いていけないなら、車椅子を使って連れて行きなさいと言って。お金だけはタッチしたらダメだと。やっぱり、そういう家族の問題に入りたくなっちゃうんだよね。**看護師が本来やるべきことなのかどうかって、そこの区別がなかなかつかない。不必要なことを請け負っ**ちゃったりね。

アドボカシーって難しいですねって話。下手したら、伝書鳩みたいになっちゃう。本人はこう言ってますって言って、奥さんは「でも私は無理だから、帰れないって言っておいて」って、そしてまた本人のところに行って「奥さん帰ってきちゃダメって言ってます」って言ってさ。「なんでだよ！俺は帰りたいんだ！帰らせろって言っておけ！」って、はいわかりましたってまた奥さんに「すいません、本人は帰りたいって言ってるんですけど」って……アドボカシーでもなんでもないよね。

・ たしかに！

でも、そういう風になりがち。本人の言っていることを代弁するとか、家族の言っていることをサポートするとかってなってしまうとね。

いつも私が言っている、手段と目的を間違える人が多すぎる。だから、アドボカシーをすることが目的ではないじゃないですか。目的があって、アドボカシーを手段として選んでいるわけだから、そこを間違える人が伝書鳩になるんですよ。

だから、さっき言った心理士のスキルみたいに、スキルセットみたいなのがあればいいのだけどね。看護師は、そういう風に教育されていないんだろうから。

 ないんだよ。色んなことはやっているんだけど。だけど例えば、これは意思決定支援だな、これはアドボケイトしていくことだなって、自分がやっているケアに名前を付けていく、ラベルを付けていくっていうのは、そもそもやってない。色んな知識はあるから、やっていくなかでそこと結び付けていく。「これがアドボケイトするってことなんだ」みたいなリフレクションが必要なんだと思うけど、それがほぼ誰からも指導されていない。こうやって自分がやったんだ、ってことを話して、人から意見をもらうという場がない。

大問題だと思いますよ。

JCOPY 498-05738

うん。それでね、それを看護師はやってこなかったし、そもそもカンファレンスは患者の問題を話す場だし。看護師が話して、それってこうだよねという場ではないじゃないですか。看護師もスーパービジョン（p. 23 解説参照）は必要なんですよ。

本当にそう思います。看護師は辛いと思いますよ。

辛いの！悩んだままになっちゃっている。何年も抱えたままいる。自分が悩んでいることを言った時に、解決策はないんだけど、「そんな辛いことやってたの？」って言われる（コラム p. 139 参照）、その経験さえないわけ。だから、辛いまま何年も過ぎてバーンアウトする。

心理的には補助自我*1という役割があって、辛いと思っているのだろうけど自分でも気づけない時がある。そういう時に、その人の自我の代わりに補助をする役割があって。例えば、看護師さんが「患者さんにこう言われて」って言った時に、私が「えっ？（;ﾟДﾟ）」って顔をすると、「あれ？　私は驚くようなことを言われたのか？」って、はじめてその看護師さんが気づくんですよ。この、「えっ？」っていう言葉と表情がきっかけとなって、看護師さんに気づきが生まれるんですね。

隠そうとしていた感情にね。

掘り起こしちゃいけない感情も、もちろんあると思います。
患者さんが亡くなるという体験が苦しかったとしても、いや患者さんの方が苦しいと私たちはついつい思っちゃうんですけど、そう思ったっていいんだよって、許可してもらえる体験っていうのはすごく大事なんだと思う。

そういう「大変なことだったという、それにさえ気づいていない」こと自体に気づける体験を、看護師はなかなかする機会がない。看護師たちって万年そういう状況なんだと思う。大変な状況にあたっているんだけど、大変だったねっていうところを深堀りされてない。それを自分の言葉で振り返る機会もそもそもない。

機会がないから、それをやることにすら気づかない。

そうね。本当にそれが必要なんだろうな。

---

*1 サイコドラマという集団精神療法の中で用いられる、「主役を助けて、その内的世界を言語化・行為化する役割を担う人」[1]のこと。

それを考えると、「そこまで患者さんをお家に帰してあげたいという気持ちがあるってすごいことだね」っていうフィードバックになるんだと思います。

そうね。私は、この相談者さんがすごく熱い思いを持っていると思う。なんとかそれを叶えたいと思って医師にもアプローチして、浅いけど家族にもアプローチしているっていうところは、何かやりたいって、やろうとしてるところなんだろうなって思ってはいる。

エネルギーがもっと深いところに使えるようになると逆にすごい看護師になりそうですよね。

そうですよね。

エネルギーがあるから。

手段はまだたくさんあると思うから。それを使い切っていない、使いこなせていない。

そう、使いこなせてない。

看護師ってそういう体験を今までしてきてないし、スーパービジョンは本当に必要だと思うんだよね。私が修士に行ったのは、ある意味スーパービジョンを受けにいった。あと、修士の学生同士で話し合うなかで、そんな経験してるんだ、すごいね、大変だったねっていうのをお互いやり合った部分もあるしね。

ピアスーパービジョン*2 みたいな。

なんかすごく癒される体験だったの。あとは、自分を客観的にみる視点を養われたから、それだけでも行ってよかったなって思ってる。看護師はそういう経験はほとんどしていないからね。

---

*2 上下関係のない、同僚同士で行うスーパービジョンのこと。

JCOPY 498-05738

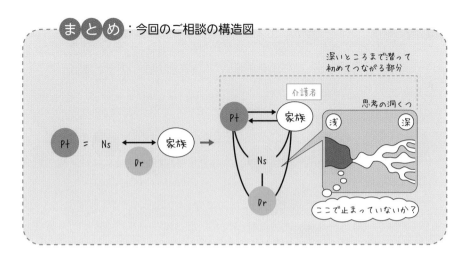

まとめ：今回のご相談の構造図

深いところまで潜って
初めてつながる部分

介護者

思考の洞くつ

ここで止まっていないか？

コラム

ショートストーリー　あなたがもし 「僕の人生は君に任せた」と言われたら？

もしも、
「自分のことを自分で決められない」
「俺のことはすべて、君に任せた」
と言われたら、あなたは何と応えるだろうか。

　僕が訪問診療を続けていたある患者さんは、長い間、錆びついたトタン壁に覆われた古アパートの一室で過ごしていた。

　急な外階段を上った二階のドアを開けると、そこには靴が3足しか並ばない小さな玄関があって、足を踏み入れると壁に染み付いたタバコの香りに若い看護師はいつもむせこんでいた。

　彼——ソエダさんには軽度の知的障害があり、若いころは定職に就いたこともあったとのことだが、40歳くらいから働けなくなり生活保護を受給していた。僕らがソエダさんに関わるようになったのは、60歳

8

患者さんと家族の意見対立に悩む──
病棟看護師

を迎えた彼に前立腺癌が見つかり、ホルモン療法が継続的に必要になったからだった。もともと脚の悪かった彼が、定期的に病院へ通院するのは難しく、数カ月に一度の検査を除いては訪問診療で処方などを行ってきた。

　「盗まれるものも別にないからな」

　と、いつでも開けっ放しの玄関から奥の部屋に行くと、6畳ほどの部屋の真ん中に敷かれたせんべい布団で、ソエダさんはいつでも寝っ転がりながら僕らを出迎えた。

　「あれ、誰かいらっしゃっていたんですか」

　僕がそう尋ねたのは、普段は置かれていない座布団が、ソエダさんの隣にちょこんと置かれていたからだ。

　「ああ、さっきまで大家さんが」

　「そうなんですか。てっきり、トチノさんがいらしていたのかと。最近はトチノさんはいらっしゃらないのですか」

　「いや、トチノさんも来るよ。今日あたり午後にでも来るんじゃないのかな」

　診察道具を準備しながら僕が尋ねると、ソエダさんはカレンダーを眺めながら答えた。トチノさんというのは、ソエダさんの2室隣に住んでいるこれまた生活保護のおじいさんだ。ソエダさんがこのアパートに住むようになって以来の友人で、時々酒瓶を握りしめてはふらっと現れるとのことだった。また大家さんも、一人暮らしで脚の悪いソエダさんを心配して、時々こうやって様子を見に来てくれているらしい。

　「だからさ、ドアにカギかかってない方が便利なわけ」

　「そうですね、ソエダさん結構忙しいですものね」

　看護師が血圧計を腕に巻くのを横目に、ソエダさんの顔色などを見てカルテに記録をする。前立腺癌も、幸いにもこの数年間ほとんど進行はしていなかった。毎月一度、定期的にこの部屋を訪れ、近況報告を聞き、処方を出す。そんな日々がもう数年は続くのだろうと思っていた。

　転機が訪れたのは、訪問診療を開始して3年がたった頃。これまで担

JCOPY 498-05738

当していたケアマネジャーが仕事を引退するとのことで、新しい人に担当が変わってからだった。

　前の担当者から30歳近く若くなった彼女は、ソエダさんの自宅を訪れるなり顔をしかめ、「これは改善の余地がありそうですね」と呟いたという。

　そして、ソエダさんの部屋の環境は毎月訪れるたびに少しずつ変わっていった。それまで雑然としていた室内は、ヘルパーさんたちの手によってきれいに整理整頓され、訪問診療に行ったある日には部屋の前に大量の「ごみ」が捨てられていた。部屋の玄関にはカギがかけられ、僕ら医療者も部屋の脇に設置されたキーボックスからカギを取り出して入室することになった。そして、ついにはソエダさん愛用のせんべい布団も撤去され、6畳の居間の真ん中にはキレイな介護用ベッドがどーんと設置された。

　しかし部屋がきれいになっていく一方で、ソエダさんは段々と元気を失っていくように見えた。

　「大家さんとかトチノさん、最近はいついらっしゃいました？」

　と尋ねてみても、ソエダさんは無言でうつむくばかり。部屋がキレイになっていくのに伴って、彼の人生が空虚になっていくような感覚を覚えた。

　あまりにも急に環境が変わっていくので、ある時僕は新しいケアマネジャーに電話をしてみた。

　「あの、ソエダさんのことなんですけど、急にいろいろと環境が変わってしまっているんですが……」

　「ええ、もともと生活するには劣悪な環境でしたので。防犯も。だいぶ良くなりましたよね」

　電話の向こうからは屈託のない声が響く。

　「ええ……まあ。でもあれって、本人が希望されたことなんですか？ベッドも変わってしまいましたし」

　「もちろん、本人からはきちんと許可を得ていますよ。それに、あの布

団のままだとヘルパーさんたちが介助するのにも大変でして。床ずれ
だってできかねません。ベッドの方がお互いに楽ですよ」

　ソエダさんは、もともと脚が悪いとはいえ、自宅の中はつたい歩きや
時には這って動くなどして、彼なりに移動できてはいた。しかし、高齢
による衰えなどの影響もあって、ここ数カ月は布団の上で過ごす時間も
増えてきていた。たしかに、このまま放置しておけば褥瘡ができてもお
かしくはなかっただろう。その意味で、ケアマネジャーが言っているこ
とは逐一正しい。正しいのだが……。

　うーん、と僕が考え込んでいたところ、ケアマネジャーがさらに驚く
一言を告げてきた。

　「実は、いまソエダさんに介護施設へ移ってもらおうかと思っている
んです」

　「えっ？」

　「ええ。この数カ月、いろいろとサービスを調整してみたのですが、あ
のアパートは段差も多いし狭いしで、色々と限界があると思うんです。
だから、幸いにも生活保護でも入れる介護施設が○○町にあって、そこ
に行ってもらってはどうかと」

　「ちょ、ちょっと待ってください。そんなの初耳なんですが。それに○
○町っていったら僕らが訪問に行ける距離じゃないですよ」

　「ええ、でもそこの施設は嘱託の往診医がいるので安心ですよ。そこ
の××先生も受け入れ OK ですって」

　「いや、だからどうしてそういう大事なことを主治医に相談もなく進
めているんですか！」

　少し語気が強くなったことにたじろいだのか、電話の向こうの声がし
ばらく黙った。

　「いえ……すみません。きちんと形にしてから先生にはご報告しよう
と思っていまして」

　「……これも、本人は了承済みということですか」

　「もちろんです」

JCOPY 498-05738

自信満々に告げるケアマネジャーの声を聞きながら、僕は受話器を置いた。

　次の訪問診療の日、ドアをあけて入った先にいたソエダさんは先月よりもさらに小さくなってしまったように見えた。
「お変わりないですか」
「ああ、先生……。最近あまり食欲がないんだよねえ」
　ソエダさんは力なく笑った。
「ケアマネジャーさんから、介護施設に移ることになったと聞きましたが」
「ああ……そういえば何かそんなこと言っていたなあ。引っ越し？　どこか別のところに移るみたいな」
「えっ……ソエダさんはその詳細について、説明されていないのですか？」
　きょとんとしたソエダさんは、苦笑いをしながら頭を掻いた。
「なんだかねえ……。あの人も、一生懸命やってくれているからさ」
「でもね、正直に言いますけど、これってソエダさんの望んだことではないですよね。ケアマネジャーさんが勝手にやったことでしょう。今回の引越しのことだって、本当はソエダさんはどうしたいと思っているのですか？　この、住み慣れた家を出て介護施設に移るのか、それともこのままここで過ごしたいのか、どちらが本当のご希望ですか？」
　ソエダさんのベッドサイドに座り、じっと目を見つめながらそう問いかけるも、彼はうーんと目線を落としてしばらく考えた挙句、
「いやあ、俺にはわからないよ……。ねえ先生、先生が決めてくれよ。先生が決めてくれたことなら、それに従うからさ」
　と、人懐っこい笑顔で答えた。
「いえ、それは僕が決めることではないです。ソエダさんの人生のことなんですよ。きちんと考えて、決めてほしいんです」
　僕がそう返すと、ソエダさんの顔から笑顔が消えて、またうつむいて

しまった。

「そうかあ……。そうだよね」

「そうですよ。今日じゃなくてもいいです。また2週間後にも様子伺いに来ますから、その時までに考えておいていただけますか」

ソエダさんは頷き、僕は部屋をあとにした。

しかし、それが僕とソエダさんが会話をした最後になってしまうとは、このときは思ってもみなかった。

病院で、僕の電話が鳴ったのは、ソエダさんの訪問診療が明日にせまった朝のことだった。電話をかけてきたのはあのケアマネジャー。嫌な予感がした。

「ああ、先生ですか。実は、前々から打診していた例の施設ですが、急なんですけど今日移れることになって。お忙しいところ恐縮ですが診療情報提供書を至急送っていただけますか」

「えっ！今日ですか？　なぜ……」

「すみません、昨日の夕方には決まっていたんですけど、本人に確認に行ったりいろいろと手続きしていたら遅くなってしまって」

「いえ、そういうことではなく……本人はやはり、その施設に移ると？」

「ええ。喜んでいらっしゃいましたよ」

ケアマネジャーは自信満々に答えるが、本当にソエダさんが「自らの意思で」そう答えたのか、はっきりしない。

「あの……、実は明日訪問診療に行って、ソエダさんの気持ちを最終確認するつもりだったんです。前回の訪問の時は、『決められない』って本人はおっしゃっていたんです。あの家にいれば友人がいたり、彼のことを気にかけてくれる人がいたり、良いこともたくさんあったと思うんですね。でも、介護施設に移ったら、そういうのもなくなってしまう。本人にとって、それが本当にいいことなのかなと思うんです。もし可能なら、明日以降に延期できませんか」

JCOPY　498-05738

僕はなるべく穏やかに説得を試みたつもりだったが、電話の向こうからは明らかにイラっとした沈黙が数秒流れた。

　「あのですね、そこの施設、とても人気があるところなんですよ。待っている人が何人もいて、今回たまたま入居のキャンセルが出たからいかがですか、とチャンスが回ってきたんです。もう全部整っているのを、今からゼロに戻せと言うのですか？　それに、本人の希望なら私が確認しましたから問題ありません」

　「いや、しかし……」

　「もうこれ以上、先生にできることなんてないんじゃないですか」

　ぴしゃりと告げられて、僕は黙るしかなかった。

　結局、ソエダさんには会えることもなく彼は少し遠くの介護施設に移っていった。

　そしてわずか2カ月後、その嘱託医から「ソエダさんが亡くなられた」との手紙が届いた。ベッドで寝たきりになったソエダさんは、1カ月で背中に大きな褥瘡ができ、そこに菌がついてしまったことで重症の敗血症となり、近くの総合病院に搬送されたが1週間ほどで亡くなられてしまったとのことだった。

　いまだに、ソエダさんのことを時おり思い出す。「先生が決めてくれよ」って、あの人懐っこい笑顔でお願いされたとき、僕が「ソエダさん、ここにいてくださいよ」って答えたら、どうなっていたのだろうと。でも、僕のような単なる「担当医」が、彼の人生の選択を肩代わりしてしまってよかったのだろうか。いくら、本人からの委託があるからといえ。

　彼は、彼自身で選択をし、彼自身の人生を生きた。そう、考えるべきなのだろうか。

　「先生が、決めてくれよ」

　また今日も、患者さんに「お願い」される日が過ぎていく。僕はあの時よりも、少しはうまく答えられるようになったのだろうか。

さて、このお話はいかがでしたでしょうか。

今回のお話で注目すべき点は 2 つあります。

一つめは、「ケアマネジャーは正義の人であったか」という点。

これは「僕」視点での物語ですから、なんとなくケアマネジャーが融通の利かない、自分だけの独りよがりな正義を振りかざす人、という印象を持つかもしれません。

でも、ケアマネジャー視点できちんと仕事をしようとするなら、彼女の行為は必ずしも間違いとは言い切れないのですよね。

玄関にカギがかかっておらず防犯上問題ありというのもその通りだし、狭いアパートで段差もあり、掃除も行き届いておらず療養環境としては劣悪……というのもその通り。それを「より良い療養環境」にしていこう、と考えるのもまあ当然というか。しかも、別に彼女が強制的に執行したのではなく、（彼女が言うにはですが）本人の同意を得て行っているわけなので何の問題もありません。彼女からは、これまでこんな環境を放置してきた前任のケアマネジャーや、医師・看護師の方が職務怠慢と思われていたかもしれませんね。

「最終的に介護施設に行ったことが裏目に出て亡くなってしまった」ことをもってケアマネジャーの行為を間違いとするのは、「結果主義」をとる立場ということで僕はそれには与しません。「そうではなかった未来」については誰も予測できないからです。もし、あのままのせんべい布団で自宅にいる未来を選択しても、結果的には同じ未来が待っていたかもしれません。

ただ、今回のケースで僕が思うことは「良かれと思って正義を振りかざしても、それはあなただけの正義かもしれない」点は、改めて心に留めておくべきということです。ケアマネジャーは、防犯と引き替えに人間関係を奪い、介護しやすさと引き換えに自由を奪いました（その自覚

JCOPY 498-05738

はなかったかもしれませんが）。ある人の一方的な正義が、何らかの犠牲を要求するものかもしれない、つまり何かを救う一方で何かは奪うかもしれない、ことには敏感であるべきだと思います。

　そしてもう1点は、最後の「僕」の問いにもあった「先生が決めてくれよ」に対し、どう答えるべきなのか、です。

　医師はよく「パターナリスティックになるな」と指導されます。つまり医師が一方的に、患者さんの治療方針を決めてはいけない、ということですね。過去の医療はそれが横行していて、患者さんの人権に関わるようなことも多々行われていたようなので、そういった状況からの反省があります。だからこそ、当時の「僕」は「あなたの人生のことだから、あなた自身が決めるべきだ」と言ったのですね。これは極めて現代的な意思決定の方法であると思います。

　しかし、今回の件は「患者さんからの意思決定の委託」である点に注意が必要です。信頼を背景として、「あなたになら任せてもいい」と患者が言ってきている。それなのに「あなたが自分で決めなさい」は、いささか冷たいように感じるのではないでしょうか（実際にソエダさんも、突き放されたような感じを受けて、うなだれてしまったのかもしれません）。

　ではやはり、ソエダさんの心意気をくんで、「わかった、僕が決めるよ。ソエダさんはここにいるべきだ、せんべい布団に戻すべきだ、カギは開けっ放しにすべきだ」と言うべきだったでしょうか。

　家族とか友人だったら、僕はその答えでもいいと思うんです。そこまでの心意気を託してくれた本人に対し、それが親愛なる人の答え方の一つの形であってもいい。でも、僕たちは医療者（支援者）なのです。患者さんは「親愛なる人」の立場を僕らに求めてくるかもしれませんが、僕たちが単純に乗っかってしまってはならない。それは、ここであるべき「支援」とは「彼の意思を肩代わりすること」ではないから。

　では、あるべき支援とは？　となると、それは「患者さんの意思を一

緒になって考えること」だと思うのです。患者さん自身が人生の岐路に立って悩んでいる。考えることを放棄したくなるような深い悩みかもしれない。それを支援者が「深い悩みですよね」とすくい上げて、一緒になって考える。これまで、こういうこともあった、ああいうこともあった、だとしたらこう考えたりもできませんか……などと道を示しながら、「患者さんが自ら道を選べるようにしてあげる」ことこそが、本当に支援者に求められる力量（スキル）なんだと思います。そう考えると、意思を肩代わりしてあげることや、一方的に方針を決めてあげることなんかは、何のスキルがなくてもできることです。

その意味で、あの当時の僕には「一緒になって考える」という気持ちが、足りなかったのだと思います。

もちろん、すべての場面で「患者さんが自ら道を選べるようにしてあげる」ことが上手くいくかというとそうではないと思います。しかし、「あなたのことだからあなたが決めることです」と突き放したり、「僕が代わりに決めてあげるよ」といった態度を是とし続けていれば、支援者としてのスキルは向上しないままでしょう。「なぜうまくいかなかったのか」「どう伝えれば今後はもっとうまくいくのか」を考え続ける姿勢こそが、医療者・支援者にとっては重要なことです。

参考文献

1）中島義明、他、編. 心理学辞典. 有斐閣. 1999.

JCOPY 498-05738

9 終末期患者への鎮静対応に悩む病棟看護師

今回のご相談

（30歳代看護師）

整形外科の病棟で勤務しています。うちの病棟にも時々、骨軟部肉腫の患者が入院することがあるのですが、主治医の先生方は緩和ケアの知識に乏しく、ほとんどが緩和ケアチームのコンサルテーションが入っています。それでも、痛みや食べられない苦しさに悩む患者が多く、「もう死なせてほしい」とか、「早く終わりにしたい」という訴えが増えてきます。そういうとき、緩和ケアチームの医師からは鎮静薬を投与して眠らせてあげれば、という提案がされるのですが、主治医の先生方がその提案を受けることはほとんどありません。病棟の看護師たちも、「鎮静なんてやったことないし、この病棟でやるべきことではない」「眠らせてしまう前にまだできることはあるはず」と、ほとんどが反対の立場をとることが多いです。私も以前は、その意見に賛成をしていましたが、最近は、苦痛に耐えながら段々と表情を失っていく患者の顔を見ているのがつらくなってきました。ただ、どうしてもこの病棟で鎮静という行為を行うことに抵抗があるのです。うちに緩和ケア病棟さえあれば、そちらで眠らせてもらえれば患者たちも安心だと思うのですが、他の病院では慣れない中でどのようにしているのでしょうか？

福島　骨軟部肉腫って本当に痛いんじゃないですか？

西　その人の状態によるけどね。

武見　痛いのはよっぽど進行した人だね。でも、あまり鎮静っていう話にはならなかったけどな。

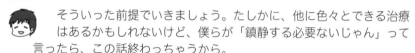
実際に鎮静しなきゃいけないケースなんですか、これって？

そういった前提でいきましょう。たしかに、他に色々とできる治療はあるかもしれないけど、僕らが「鎮静する必要ないじゃん」って言ったら、この話終わっちゃうから。

じゃあこの人は鎮静が必要、という前提で。

「この病棟でやるべきことではない」ってところが相談ですね。

でも緩和ケア病棟がないわけだから、この病棟でやるしかないですよ。

そうですよね。裁判みたいに「前例がありません」と言っても。

前例を作るしかないんじゃない？

 ・
うん。

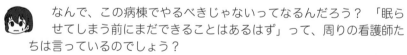
なんで、この病棟でやるべきじゃないってなるんだろう？　「眠らせてしまう前にまだできることはあるはず」って、周りの看護師たちは言っているのでしょう？

看護師たちが、眠らせてしまうことを悪だと思っていますよね。言葉の端々に色んなものを感じます。「眠らせてしまう前に」とか。「緩和ケア病棟さえあれば」とか。「この病棟でやるべきことではない」とか。

なんでそう思うんだろうね。どうして？

そこを知りたいですね。鎮静なんてやったことないって。この看護師さんは、葛藤していることに自分自身は気づいているわけですよね。鎮静させてあげたい気持ちもあるけど、でも抵抗があるって。

辛くなったら、やっぱりやってもいいのかなって思い始めてるけど、どうしてもこの病棟でやるということに抵抗があるって……なんでなのかな。

やったことがないから怖いとか。もしかしたら、誰も鎮静を見たことがないんじゃないですか？

誰もサポートがない。緩和ケアチームはいるんだろうけど。

やったことがないことへの抵抗？

抵抗……自分で言ったことですけど、なんか少し違いますよね？抵抗じゃなくて、困惑？

不安なのかな。

不安だと思います。言い方悪いですけど、整形外科って絶対治って退院していくっていうイメージが強いから。

整形外科はそういう、亡くなる人を看ること自体があんまりないから。

周りのベテランの看護師たちも「眠らせるなんて」って言ってて、主治医の方も「緩和ケアチームはそう言うけど、そんな野蛮な」みたいに思っているなかで、この看護師が一人で「でも眠らせてあげた方が」とは言えないでしょ。仮に、やってあげた方がいいって押し通した結果ね、緩和ケアチームのサポートがあるにしても慣れない処置をすることになる。それで鎮静薬を投与して、まるでそのせいで早く亡くなったみたいな感じになってしまったら、その罪悪感に耐えられない。

私もそう思います。

だから、緩和ケア病棟があれば、慣れているところで眠らせてあげた方が患者さんたちは安心だと。でも、それは本当は、看護師である私たちが不安だからって話だと思う。

そう。緩和ケア病棟がやってよって。

だから自ら旗振りして、私が導くみたいなことはできないって話でしょ。30 歳代で。

 八方ふさがりの中、それでも葛藤してこの悩みを送ってきてくれるってことは、すごく有難いことだなと思う。

 緩和ケア病棟がなくてみんな慣れない中で、他の病院ではどんな風に対応してるんですか？

 私は緩和ケア病棟のない総合病院は経験ないからわからないですね。

 すごく昔の話だけど、私も同じ経験したことあるよ。急性期病棟で、がんの終末期に鎮静を希望した患者さんがいて。そしたらその病棟の看護師たちに「鎮静するなら緩和ケア病棟に連れていってください！」って言われたの。それで、私は「え？」ってなっちゃったんだけど。

 その状況で医者としては、「この病棟では鎮静できないけど、緩和ケア病棟に行ったら鎮静ができます」っていう説明をせざるをえない。ただそうなると、緩和ケア病棟の看護師たちと全く関係性ができてない、「もう眠ることが決まっている患者さん」が来るわけです。それで、明日から鎮静かけますからって言われても、いくら緩和ケア病棟の看護師といえども「は？」となるわけです。何いきなり鎮静って？　って。なんの関係性もできてないのにって、大混乱になったって事例。

 でも、できれば慣れた病棟で鎮静させてあげてほしいなって思っちゃう。

 やっぱり、緩和ケア病棟さえあればっていうのがね……

 実際は、うちの病院だって一般病棟で鎮静をかける人はいるじゃないですか。そういうのって、看護師たちはどう思っているんでしょうか？

 やっぱり苦しい人だから……、あぁ、どう思っているのかな……

 この相談の文章にある「鎮静薬を投与して眠らせてあげればという提案が出るのですが」って、チームの医師がやれって言っているということですか？

 うん、そうだろうね。

 一般的には、チームの医師は処方しないんじゃないですか。

JCOPY 498-05738

でも、とにかく主治医はやりたくないと。

 主治医はやらないでしょ。

 慣れていないからね。

 しかしこれだと患者が辛いね。そもそも指示が出ないからやりようがない。

 この看護師さん、すごくもどかしい立場にいると思います。チームが「鎮静やれば」と言ってはくれるけど、主治医は「いやいや」って動かない。たぶん、先輩看護師たちも鎮静はちょっとっていう態度になっているわけでしょ。

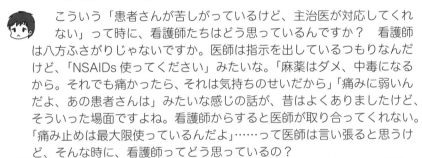 こういう「患者さんが苦しがっているけど、主治医が対応してくれない」って時に、看護師たちはどう思っているんですか？　看護師は八方ふさがりじゃないですか。医師は指示を出しているつもりなんだけど、「NSAIDs 使ってください」みたいな。「麻薬はダメ、中毒になるから。それでも痛かったら、それは気持ちのせいだから」「痛みに弱いんだよ、あの患者さんは」みたいな感じの話が、昔はよくありましたけど、そういった場面ですよね。看護師からすると医師が取り合ってくれない。「痛み止めは最大限使っているんだよ」……って医師は言い張ると思うけど、そんな時に、看護師ってどう思っているの？

 看護師は辛いよ。なんとかしてほしいって思っていると思います。患者さんの気のせいのはずがないってわかっているから。むしろ苦痛を取ってほしいって思っているはず。

 痛い痛い言われたら、辛いですものね。

 緩和ケア病棟でも手を尽くしても「痛い痛い」ってなっているなら、やっぱり鎮静ってなるもん。少し眠ってもらう。

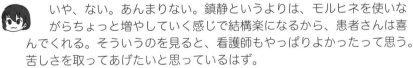 そういう時、抵抗ありますか？

 いや、ない。あんまりない。鎮静というよりは、モルヒネを使いながらちょっと増やしていく感じで結構楽になるから、患者さんは喜んでくれる。そういうのを見ると、看護師もやっぱりよかったって思う。苦しさを取ってあげたいと思っているはず。

 この 30 歳代の看護師さんの立場からすると、すぐにこの患者さんに鎮静を使いましょうというのは、立場上ならないと思うんです。

だからちょっと、このケースにすぐに返せる答えは思いつかない。でも、畑を耕すイメージで、風土作りから始めた方がいいのかなと少し思いました。例えば、月1でもいいからチームカンファレンスで知識を得る場を作るとか。

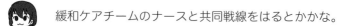 緩和ケアチームのナースと共同戦線をはるとかかな。

緩和ケアチームの看護師と一緒に、「鎮静はちょっと」と言っている看護師さんたちは何が心配なのかを伝えて、でも鎮静はこういう風にやっていけるから大丈夫だよってチームの看護師を介して言ってもらうとか。仲間作りというか、広げていって、鎮静はそんなに怖くない、怖いっちゃ怖いけど、少しやってみる価値はある風土を作るところからやっていかないと。

緩和ケアチームの看護師を活用しないとダメってことですね。

お医者さん同士のところにいきなり30歳代の看護師が行くってたぶん無理だから、まずは看護師に。

緩和ケアチームの看護師に声を掛けてみるべきだし、悩んでいることを言ってみると、緩和ケアチームの看護師は絶対に反応するはず。

絶対に反応してくると思います。

相談文の下の方「最近は、苦痛に耐えながら〜」からの部分。を、そのまま緩和ケアの看護師に言えばよいね。

そうですね。

「どう考えたらいいんでしょう？」「他の看護師たちもみんな、鎮静をかけるべきじゃないって言うんです」って伝えたら、心ある緩和ケアチームの看護師だったら、「そんな風に思ってらっしゃったのね」ってなる。

絶対に反応すると思う。逆に、「出番だ！」くらいの勢いになると思う。それで、たぶん緩和ケアチームの看護師が反応すると、緩和ケアチームの医師も何か反応するかもしれないし、そうしたらもう少し主治医にアプローチしてくれるかもしれない。だから、助けを求めるべきだと思う。

一番仲間になってくれそうな看護師が、緩和ケアチームの看護師だと思うんですよね。病棟看護師や主治医はおそらくすぐには味方になってくれないから、一番身近にいて味方になってくれそうな人から、

JCOPY 498-05738

どんどんどんどん仲間を増やしていく作戦がいいんじゃないかな。たぶんこのケースだと、主治医も薬を出してくれないし病棟の看護師たちも気乗りしてないから、緩和ケア病棟さえあれば！っていう考えになってしまっている。だから、たぶん味方は院内にいるよってことを知ってもらえたらいいんじゃないかな。これで病棟の看護師も、「やっぱり鎮静ってアリなのかも」って思い始めてきたら、カンファレンスでも「患者さん痛がっています！緩和ケアチームも薬を出した方がいいって言っているじゃないですか！」って風に言える看護師が増えていくと、整形外科病棟だけど鎮静アリなのかもという風土になっていくんじゃないかな。このケースですぐに使える解決策じゃないけど、今のうちに畑を耕しておいたら、次に骨軟部肉腫の患者さんが痛くてモルヒネ使っても無理だからもう眠らせてほしいとなった時に、今回はいってみるか、っていう風になっているかもしれない。

 緩和ケア病棟がなくてもやれることはある。

 言い方悪いかもしれないけど、緩和ケアチームがいるだけでもラッキーです。

 実際、緩和ケア病棟じゃなくても鎮静はやっているから。その病棟での「一例目」を作ることは大変だと思うけど……。

 一例目を作れたら、次から他の病棟もすごく楽になりますよね。

 自分たちが不安なんだもんね。自分たちの不安を軽くしていかないとね。

 そうそう。そこからしていかないと、ちょっとでも鎮静薬を使ってみてもいいかも、くらいのところまでいかないと難しいかな。

 でもさ、夜とか結構鎮静薬って使っているけどな。眠剤もバンバン使っているし、鎮静に使うような薬だって夜は使っているから。この相談者さんのところだって、きっと使っていると思うけどな。

 それを、緩和ケアチームの看護師が、「でも似たようなことしてるでしょ？」って言ったら、鎮静のハードルが下がる。眠剤をたくさん使うことと鎮静が、大分乖離してるんじゃないかな。

 なんで鎮静にはすごい抵抗があって、ふだんの眠剤はそんなに抵抗ないのかな？

 専門看護師に言われたら、すごい納得する気がする。

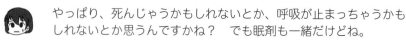 やっぱり、死んじゃうかもしれないとか、呼吸が止まっちゃうかもしれないとか思うんですかね？　でも眠剤も一緒だけどね。

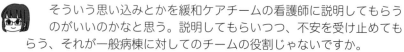 そういう思い込みとかを緩和ケアチームの看護師に説明してもらうのがいいのかなと思う。説明してもらいつつ、不安を受け止めてもらう、それが一般病棟に対してのチームの役割じゃないですか。

色々誤解があるよね。さっきの呼吸が止まる話とか、寿命が縮むとか。ほんの数年前にある医師が患者さんのご家族に、「鎮静薬使うと本人は楽になりますけど寿命は縮みます。いいですか？」って。いや、そんな聞き方……その２択？　苦しいまま生き長らえるか、楽になって寿命が短くなるか、さぁどっち……みたいなね。

そういう変な誤解がまだある。その鎮静への抵抗の原因って、不安もそうなのかもしれないけど、やっぱり間違った知識があるのかな。

軽く勉強会をするのもアリなのかなと思う。プチ勉強会。

そうですね。抵抗の元がなんなのかっていうと、知らないことがあるのかなと思う。

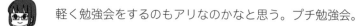 なんでもそうじゃないですか。皮下点滴だって最初にやった時にすごい抵抗されましたよ。今はもう常識みたいになってるけど。そんなことやったことないから、静脈以外のところに針を刺すなんてって。

私にも「どうやるんですか？」ってよく電話がかかってきた。

「危険じゃないんですか？」とか聞かれたり。危険じゃないよって。何をもって危険と言っているのかわからないけど。

たしかに。

血管外漏出とか色々ね。看護師からすると。

看護師からしてみれば、血管の外に点滴を漏らすなんてのはね。

こっちはもう慣れているから「えっ？　何が？」って思うけど、やったことないとビックリするよね。

では、いいですかね。回答としては、まず緩和ケアチームの看護師を味方につける、という方針ですかね。

いいと思います。

JCOPY 498-05738

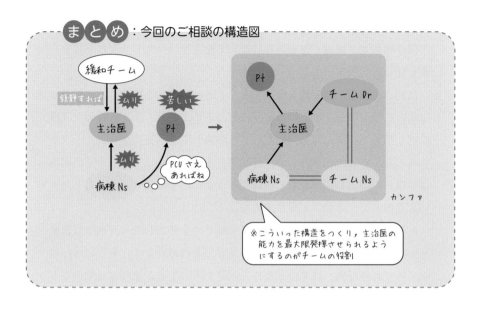

まとめ：今回のご相談の構造図

Dr. 西の視点と考察

　今回は、「もう何もできることはないんだ」というスタートラインに共に立つことが大切、というお話をさせてください。

　以前に僕が、緩和ケアに関するあるインタビューを受けていて、そのインタビュアーの方から、

　「（終末期における）緩和ケアには行きたくない、という患者アンケート結果がある」

　「緩和ケアにかからず、いつまでも治療の情報を求めてネットの世界をさまよう患者さんや家族も多いのでは」

　「そういう方々に対して、緩和ケアの医療者は（抗がん剤や代替医療の代わりに）どういう『希望』を与えることができますか」

　といったニュアンスでの質問を受けたことがあります。

9

終末期患者への鎮静対応に悩む
病棟看護師

この質問に答えるのは、正直言って苦しい。

　僕ら緩和ケア医は、患者さんに対して希望を「与える」存在ではそもそもないんじゃないかな……と思うから。

　ただ、医療者が「問題を解決する」ことが当然、と求められる風潮は以前より強くなってきているように感じることがあります。緩和ケア医に対しても「あなたは私の問題をどう解決してくれるのですか」と求められる。身体的苦痛はたしかに解決できますが、「生きる」うえでの問題は、僕らが解決して見せることはできません。それでも、もっとください、もっとください、と日々求められる。

　もちろん、苦痛を緩和するためにモルヒネを処方したり、放射線治療をしたり、時には手術を計画したりすることはあります。そういった意味での「医療行為」はずっと続けていきます。でも、それは当然のことながら「これで寿命が10年延びます」という類のものではないですね。緩和ケア医が「治療は行っています」という内容と、患者さんの側が求めている「治療」には大きな乖離があるわけです。その乖離があることは、僕ら医療者にとっては苦しいことなので、それを埋めるために「代替療法を受けてみたらどうですか」と囁くのは、「偽りの希望」の処方に過ぎませんし、また逆の側にふれてしまうと「安楽死制度があるのが一番ですよね」という思想に傾きかねません。

　つまり、僕らと患者さんにとっては「もう何もできることはないんだ」というスタートラインに共に立つことがいかに難しいか、ということです。

　特に、インターネットの世界にはまるで一発逆転の青い鳥が羽ばたく世界があるのではないかと錯覚させるものもあります。患者さん自身が足元の現実を呪い、遠い世界をさまよい続けている限り、共にスタートラインに立つことは難しい。

　これはつらいし残酷な事実なんだけど、まずそのスタートラインに立つということができると「だけどまだできることがある」という希望が初めて追えるようになります。逆説的ではあるのですが、そのスタート

JCOPY 498-05738

ラインに立つことそのものに大きな希望があるということです。

　実際に、緩和ケア病棟に来た患者の中で、そのスタートラインに立ったうえで「家族とすごす日常を1日1日大切にしたい」という方もいれば「未完成だった仕事を完成させたい」、「最後の最後まで勉強を続けたい」など、「だけどまだできることがある」と言って、いのちの火を燃やし続ける方々がたくさんいます。それに対し僕らは、その火が揺らがないように、身体的・精神的苦痛を緩和する術を駆使していくわけです。これは、彼らがスタートラインに立ってくれたからこそ見つけられた「希望」といえます。

　もちろんその一方で、最後の最後まで「それをすれば寿命が10年延びる」という道を模索し続ける方もいます。仮に「30日」といういのちの時間があるときに、そのうちの「1日」をインターネットの世界で過ごすのか、それとも生活を整える時間に費やすのか。個人的に思うことはありますが、医療のプロとして評価するのとは別の話です。どちらの人生を選ぶか、それは僕らが「こちらにしましょう」と決めるものでも、評価すべきものでもありません。医療者が考える「現実のスタートライン」に患者さんが共に着いてくれなくても、それはそれとして、新たな希望を見い出せないか、一緒に考えていくのが僕らの仕事です（かといって結果的に患者さんから、これまた医療者から見てわかりやすい「希望の表現」が見られずに亡くなっていったとしても、それもまた医療者が評価すべきことではないです）。

10 一般病棟で行える緩和ケアに葛藤を覚える病棟看護師

今回のご相談

（40歳代看護師）

緩和ケア病棟のない総合病院で勤務しています。ある50歳代の肺癌患者さんを受け持っていたのですが、その方はいわゆる天涯孤独の方で、自宅で過ごせなくなって入院となっていました。もともとお酒が大好きで、ソムリエになるための勉強もしていたそうですが、小さな居酒屋の店主で終わってしまったと笑っていました。しかし、病気が進行していよいよ余命も週単位、となってきたところでその方が「最後にワインを一口飲みたい。ノンアルコールのものでもいいから」とおっしゃられました。もちろん、病院でお酒はダメですが、ノンアルコールなら……ということでご友人に頼んで買ってきてもらおうか、と話していたところ、師長と主治医からストップが入りました。「他の患者の手前、特別扱いはダメ」と。「患者さんの最後のお願いですから」と何度もかけ合いましたが、二人が首を縦に振ることはなく、結局患者さんは失意のうちに亡くなられました。緩和ケア病棟さえあれば、ノンアルコールどころか本当のワインも飲めたのに……と思うと残念でなりません。変な平等主義を掲げて個人の自由を潰す一般病棟では、緩和ケアなどできないのでしょうか。

どうして特別扱いできないのか？　その理由を探る

武見

鬼ですか、これは。鬼だよ。

福島

何をもって緩和ケアというか、ということになってしまうと思います。最後の質問に対して。

西

この相談の流れからすると、お酒が本人の生きがいだったわけでしょ。頼れる家族もいなくて、お酒が好きでソムリエの勉強もしたけど「居酒屋の店主で終わっちゃったよ、ハハハ」と言いながらも、誇りを持ってやっていたわけじゃないですか。お酒に人生を捧げてきて、でも入院ではずっとお酒を見ないようにしていたところで、そういう人の人生が終わる時に、せめて一口でもいいからって。そういう思いを込めて言っているにも関わらず、ダメって言われた。それはどうなんだってことを言いたいのだろうな。ただ、師長とかからすると、トラブルの原因になるわけですよね。

あの患者はよくて私はダメなのかと。

そうそう。あの患者はワイン飲んでいるぞという話になって、仮にノンアルコールだとしても、瓶はワインの形していたからって、俺はビールが飲みたいという話になると面倒くさい。だったら、一律に誤解を与えるようなものは出さない方がいいという、そういう判断だよね。

これも、今までの相談とちょっと似ているところがある。やっぱり、ものごとを直線的に考え過ぎるとこうなっちゃうと思う。コロナ禍で家族に会わせられないとか、本人が帰りたいと言っているのに家族ができないと言うとか、全部直線的。患者さんが言ったことを、そのまま言葉面だけでとって行動しようとするから苦しくなってしまうと思うんです。さっき西先生が説明した時に「誇り」という言葉が出てきたのですけど、飲むか飲まないかとか、ノンアルコール一口でもいいからとかじゃなくて、それくらい患者さんにとってお酒っていうのは誇りの部分があるわけだから。そこは最初に、緩和ケアは何をもって緩和ケアというのかっていうのは、自尊心の部分、スピリチュアル。スピリチュアリティは自律と時間と人間の関係性があるけど、そのなかの自律の部分の誇りを支えるのがまさに緩和ケアの一部としてあるわけだから。そっち側のケアをすることは意義があると思う。一口飲ませるか飲ませられないか、それで飲ませられなかったら「失意のうちに」って……。患者さんの死を、"失意のうち"って相談者が表現することに引っかかります。

そこが引っかかるよね。

 引っかかるところは一緒ですね。

 この相談者は本当に「患者さんは失意のうちに亡くなった」ということを知ってるのかって思った。そりゃ、師長と主治医は鬼かって思いますよ。だけど、そのワインを一口飲みたいという希望はあるんだねと聞いて、それを叶えるか叶えられないか色々やってみたけどダメだった。だけど、やってみた、アプローチしてみたことは評価できるところ。でも飲めなかったからといって、患者さんは失意のうちに亡くなったと言えるのでしょうか。

 そうそう！

 看護師の失意だよねって私は思ってね。患者さんの失意じゃないって。なんであなたがそんなこと言えるのよというのは、すごい引っかかる。緩和ケアしていたと思うんですよ。お酒を大切と思っていることをわかってくれて、師長と主治医に掛け合ってくれたことは、緩和ケアだと思う。それは結果的にダメってこともあるわけだから。だから、患者さんは失意じゃなかった、って可能性もあるんじゃないかなぁ。

 私もそう思います。

 その看護師がわかってくれて動いてくれたというのを、もし患者さんが知っていたのなら、私は嬉しかったと思う。

 そう思います。

 嬉しかったと思うし、自分が今までやってきたことを聞いてくれて大切にしてくれたことは伝わってるんじゃないかな。

 この看護師さんが「ノンアルコールでもお酒はダメです」と言ったわけじゃなくて、そういう経緯があった、ちゃんと患者さんの人生史を聞いて、師長や主治医に掛け合ってくれたんだから。それはちゃんと緩和ケアですよ。

 飲みたいと言ったその時にダメって言ったわけじゃないんだから。掛け合ってやってみてくれた。でもダメだった。それが患者さんに伝わっているかどうかはわからないけど、でも……。

 自分のために看護師さんがここまで動いてくれたら、私は嬉しいと思います。

JCOPY 498-05738

そうそう。

 私がその患者さんだったら、あなたは師長やお医者さんにまで掛け合ってくれたの？って、そういう気持ちになると思うんです。お酒が本当に大好きだっていう自分を認めてもらえるっていうのは最高のケアだと思うんですよね。

 そうだよね。「残念でなりません」は看護師の気持ちだし、失意も看護師の気持ちなんだよね。師長と主治医は鬼かって失望したわけでしょ？

 そうですね。

 でも、その失望の気持ちは患者さんとは別だって分けた方がいい。それと、緩和ケアはしていたんじゃないかなと思う。

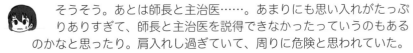
その環境でできることをする

 患者さんが、この40歳代の看護師さんに対しては失意は持っていないと思います。よくやってくれたなって思っているんじゃないかな。

 そうそう。あとは師長と主治医……。あまりにも思い入れがたっぷりありすぎて、師長と主治医を説得できなかったっていうのもあるのかなと思ったり。肩入れし過ぎていて、周りに危険と思われていた。

 それを察知されちゃった可能性もあると。

 ちょっと警戒されたのかもしれないし。最初は、よっぽど師長から嫌われてたのかなと思ったの。

 あぁ、なるほど。

 けど、コミュニケーションのスタイルがちょっと師長たちにとっては「え？」って思うものだった可能性は0％ではないと思って。自分は良い、師長と主治医は悪者っていう風になってるじゃないですか。

 そうですね。

 でも、西先生が言ったみたいにあっち側にも理由はある。管理していくうえでトラブルになる可能性を避けるっていうのもアリはアリと思う。私なら、じゃあ個室に移してこっそり飲まそうって言って、誰

にも黙っておけって箝口令を敷くみたいなことをやっちゃうかもしれないけど（笑）。でも、相談者の病棟では個室が空いてなかったかもしれないし。だから管理上は、師長らの言うことはアリかもしれない。大部屋では無理だし。私だって大部屋だったらやらせないもん。でも、「一般病棟では緩和ケアはできないんでしょうか？」と聞かれたら、できていますよって答えたい。

 だから、私が最初に何をもって緩和ケアというのでしょうねって言ったのはそこですね。

 この患者さんにとって一番大切な部分の話を聞いて、それで動いた、ってところはまさに緩和ケアです。

 まさに緩和ケアですよね。

 「変な平等主義を掲げて個人の自由を潰す一般病棟」……すごいね。なんか、そんな風に思わない方がいいんじゃないかな。辛くなるよね。

 この看護師さん自身が辛くなる考え方ですよね。

 すごい失望しちゃったんだな。その失意が癒えるといいな。

 やっぱり、どのケースでも直線的にものごとを考えてしまうと、こんな風に失望も大きくなっちゃいますよね。自分のやっていることに意義が見い出せなくなっちゃう。

 実際、緩和ケア病棟はここにはないんだから。ないところでできる精一杯のことをやるしかないわけだから。制約はどこでもあるからね。

 そう、どこでもある。緩和ケア病棟にだってある。

 緩和ケア病棟だってなんでも OK なわけじゃない。だから、緩和ケア病棟を理想の場所みたいに言っているけど、そうじゃない部分もある。無理なことは無理で、断らなくちゃいけないことはたくさんある。どこでも規制はあるから。

 そのなかでどうやっていくかが大事ですよね。

 そう。そのなかでできる範囲、自分もできる範囲があるし、その場によってできる範囲があるから。それは変えられないと思うの。患者さんもその病院に入院してるわけだし、看護師も緩和ケア病棟のない

JCOPY 498-05738

病院に勤務して、その師長と主治医のところにいてというのはどうにも変えられない。そこをなんとかしようと思っても無理なんだから、その制約のなかで最大限できることは何なのって、1個でも2個でもね。この相談者さんは十分やっているから、それは自覚した方がいい。自分ができたことはなんなのかって。患者さんの話を聞いて、なんとかお酒飲めないかって一緒に考えた、それはすごいことだよってまず自分で認めた方がいい。たまたま師長と主治医からNGが出て、ガッカリしちゃったけども、でも患者さんの最後の願いをなんとかしようと動き続けたってことを、自分がやったことは認めた方がいいと思う。

 すごいことですよね。

 それで、「失意」はあなたの問題ですからって。

 でも失意を持てるくらい、この患者さんのためにできたよねって伝えたらいい。

 そうそう！本当に患者さんのことを思ってやっていたから失意も大きかった。でも個人の自由を潰されたわけではないと思うし、患者さんは失意のうちに亡くなってないと思う。

 患者さんは、すごく大事にされたと思います。

 そんな風に、さらに自分を痛めつけることはしない方がいい。

 そうそう！自分にムチを打たなくてもいい。

 最後にこんなに良い看護師に会って話を聞いてもらってケアをしてもらったと思っていると思う。

 私もそう思います。

 そんなに失望しないでくださいよ。

 失望するくらい、その患者さんに心を砕いて緩和ケアをしたってこと。

 だから、緩和ケアをしたってことです。

 私は、それは逆に誇らしいと思います。

青い鳥症候群的なやつなんじゃないですか？　この病院じゃなくて、もっと他のところに、緩和ケア病棟さえあればって……

青い鳥はいません！

先生に最後までしゃべらせてあげて。

そんなこと言ったら在宅だって、何かに制限されることはある。在宅だからすべてができるかっていったら、そんなことはないし。今度は逆に、在宅の場合は人手がないから自分が全部やらなくちゃいけない。自分ができない範囲のことが発生してしまうと、やっぱりできないとなる。それだったら病院に入っていた方ができることはたくさんあるパターンもあるし。一長一短であって、どこにいたって完璧な場所なんてないんだよ。

今ふと思ったんだけど、最後に「緩和ケアなどできないんでしょうか」って言っているけど、でもこの人は自分は緩和ケアをしたってことはわかっているんじゃないかな。私、ひねくれてる？　私は緩和ケアしたでしょう？って認めてほしいんじゃないかな。だって、この相談って誰が見ても緩和ケアしてるし。でも、たまたまここに師長と主治医からストップが入ってしまったからそう思ったのかもしれないけど、でも、「私は緩和ケアをやった」って思ってるんじゃないかな。言葉がうまく浮かばないけど。

ここで認めてくれれば私の緩和ケアは最後までいけたのにって、そういう無念さなのかな。自分の緩和ケアの思いが、半ばで切られてしまった。やっている自覚はあるし、さらにやろう、もっといけると思ったところを潰されたっていう感覚なのかなって。

そうだよね。そっか、「緩和ケアはできないのでしょうか」って言ってるから、やってるって意味だよね。

できるし、やってるし、できているし。

聞かなくてもそれは十分、わかっているんじゃないかな。

ただもっと、より良い緩和ケアをできたはずなのにっていう感覚な気がします。しかも、それは自分じゃなくて他者によって潰されたという、思いのようなものが。

それで、無念。
ワインが飲めなかっただけで、失意のうちになんて。

JCOPY 498-05738

相談者さんからきちんとケアを受けましたからね。

そこは自分の感情が入っちゃっているよね。

自他の区別があいまいですよね。看護師側に無念の気持ちが残っている、というのはありますよね。

そうだなぁ。緩和ケア病棟があっても無理なことはあるっていうのは、納得した。

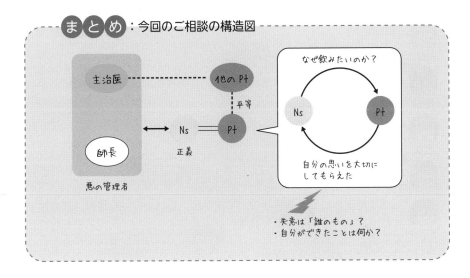

10

一般病棟で行える緩和ケアに
葛藤を覚える病棟看護師

アフタートーク

西　お二人とも、お疲れさまでした。これで、10 個の質問に答えてきた
わけですが、お二人からまとめみたいなことはありますか？

福島　私は、みんなものごとを直接的に考えすぎだよと突っ込みたい。

武見　それは、今回話していてすごい納得できます。

　「できたか、できなかったか」の相談がすごく多いなって。

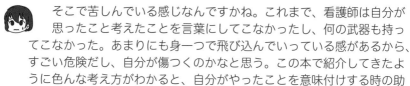
　そこで苦しんでいる感じなんですかね。これまで、看護師は自分が
思ったこと考えたことを言葉にしてこなかったし、何の武器も持っ
てこなかった。あまりにも身一つで飛び込んでいっている感があるから、
すごい危険だし、自分が傷つくのかなと思う。この本で紹介してきたよ
うに色んな考え方がわかると、自分がやったことを意味付けする時の助
けになるのかなって。今は、意味付けする術もないから。

　うんうん。

　そういう意味でも、心理士さんとか先生とかと話しているのは、価
値があると思う。いろんな人と話す場があればいいと思う。

　あぁ、広がりね。

　同じようなことを考えている人たちで同じように話していて、もう
どん詰まりみたいな。そうではなくて、他の職種ともっと話してみ
る。そこが、すごく少ないかな。

川崎の暮らしの保健室に来てくれれば、相談できますよって時間を作りましょうか。そこで、お酒を飲みながら「川崎の母」みたいに武見さんとかに相談できる。

 相談っていうか、自分のことを語る。そういう自分の体験を振り返って、周りから承認されるというかね。

 承認されるって大事ですよね。

 看護師は、その経験さえないわけ。だから、そんなすごいことやってるんだとか、それすごいね、大変だったねとか。相談というよりも話すというのがね。

 自分で語るっていうのは大事ですよね。

 そうそう。人の話を聞くことの方が多いと思うんだよね。聞くけど、でも自分のことを語るってことは職場ではほぼないから。そうすると、今日やったことがどうだったんだろうって振り返る間もなくドンドン過ぎていって、悩んでもなかなかそれは言い出せなくてっていうまま時間が過ぎてね。なんだかなって、辛くなっちゃったなみたいなね。そういう話す場が、私はあったからすごくよかったなって思うし。なんだかんだ言いながら聞いてくれる人がいるから、それで変化していけるというのがある。それで自分は変わってきたかなと思うから。緩和ケアチームをやってなかったら、考えがもっと狭いところで固まっていたような気がするし、色々良い面があった。でもそういう経験を、看護師はあんまりしてない。それがあるともうちょっと楽かな。

 でも私、「あのねの部屋」[*1]の医療従事者版をやりたいとずっと思っていたんですよ。死を語る場っていうのはご家族さんとかからしたらすごく大事な喪失体験ですけど、でも医療従事者ってそれを語る場があんまりない。デスカンファレンスはあるかもしれないけど、あくまでカンファレンスじゃないですか。

 そうなの。デスカンファレンスの場では看護師は自分の感情は言えないんですよ。デスカンファレンスは、それはそれで必要と思うけど、それは「患者さんにとってどうだったのか」という視点で話しているから、あそこで自分たちの辛さとか気持ちを出し切るっていうのはほぼ無理。

アフタートーク

---

*1 川崎の暮らしの保健室にて行われているグリーフケアスペースの名称のこと。

あくまでカンファレンスですからね。あのねの部屋はあくまでグリーフケアスペースだから、私がケアしてあげるわけじゃなくて、自分で自分をケアしてあげる。そのピアサポートを得るってことを、すごく大事にしてる。やっぱり医療従事者版をやりたいな。

それはピアサポートになるの？

ピアサポートです。

ピアサポートってことは、「一人の方が来て個別面談」ってスタイルではなく、グループってことですか？

グループがいいな。来てくれた医療者同士で、「そっちの病院でもそうなんだ？」ってなった方がいいと思います。それこそ、緩和ケア病棟があってもそうなんだとか、一般病棟でもそうなんだとか。在宅でもそうなんだとか。

けっこう同じようなことで悩んでいたりするよね。

そうそう。環境が全然違くても、悩みは一緒だったりする。あのねの部屋も、死別の理由、病気でも事故でも自死でも災害でもいいし、パートナーでもいいしお子さんでも親でもおじいちゃんおばあちゃんでも友人でもいいってしてるのは、死因も亡くした相手も違うけど、誰か大切な人を亡くすと同じことが起きるんだって思ってもらえるとけっこう違くて。

自分だけが思ってるわけじゃない、特別なわけじゃないとか。

若くしてパートナーを亡くした私の気持ちが、そんな90歳の親を亡くした人にわかるわけないでしょって人も、あのねの部屋に来ると、同じなんだと思ってくれる。

なるほどね。

世を恨み始めちゃうんですよ、そうなると。私は若くしてパートナーを亡くした人なのよ、みたいになっちゃう。でも、あのねの部屋に来るとそういうことは起きなくなる。在宅だろうと病院だろうと関係ないんだよとわかる意味では、グループでやった方がピアになるなと思う。語る場は必要だなと。語るだけで大分違うと思います。それこそナラティブに色んなものを看護師は持っていると思うので。

JCOPY 498-05738

じゃあ、暮らしの保健室でそういった場を作っていきましょう。お二人とも今日はありがとうございました。

 そうですね。ありがとうございました。

 ありがとうございました。

医師×看護師×臨床心理士
緩和医療コミュニケーション相談室 ©

発　行　2024年3月10日　　1版1刷

著　者　西　　智弘

　　　　武見綾子

　　　　福島沙紀

発行者　株式会社　中外医学社

　　　　代表取締役　青木　　滋

　　　　〒162-0805　東京都新宿区矢来町62
　　　　電　話　03-3268-2701(代)
　　　　振替口座　00190-1-98814番

印刷・製本/三報社印刷（株）　　　　　　　〈MS・YK〉
ISBN 978-4-498-05738-8　　　　　　　Printed in Japan